Bento statt Butterbrot – macht die Mittagspause zum kulinarischen Erlebnis

12 Uhr – im Büro wird die Pause eingeläutet und der Magen knurrt lautstark. Wer tagsüber in Vollzeit außer Haus ist, hat jetzt die Qual der Wahl: Deftig in der Kantine speisen, zum nahegelegenen Fast-Food-Restaurant pilgern oder eine Pizza ins Büro bestellen? Die Wahrheit ist: Bereits nach kurzer Zeit, offenbart jede dieser Optionen ihre negativen Folgen. Nicht nur der Gürtel zwickt, sondern auch das schlechte Gewissen und ein Mangel an Energie stellen sich ein. Zweifelsohne fühlt man sich fitter, arbeitet konzentrierter und verbreitet bessere Laune, wenn man sich tagsüber ausgewogen und gesund ernährt.

Die geschmackvolle Antwort auf unser Mittagstief kommt aus Japan. Bento-Boxen, die traditionell japanischen Lunchboxen, beginnen, die europäischen Mittagspausen zu erobern, weil sie gute Argumente liefern: Abwechslungsreiche Aromen und gesunde Zutaten überzeugen große und kleine Esser davon, ihr Essen von Zuhause mitzubringen.

Als Social-Media-Phänomen tauchen vor allem die kunstvoll gestalteten Boxen für Kinder auf, die mit Nori-Reis-Pandas, Hello-Kitty aus gekochten Eiern und Bockwurst-Oktopussen überraschen.
Doch die reduzierten Varianten für Erwachsene sind nicht weniger schmackhaft.

Ob authentisch japanisches Bento mit Onigiri, Lachs und Algensalat oder kreativ-westliches Bento mit Polenta, Antipasti und Caprese. Jede Box enthält ein kleines Geschmacksuniversum aus frisch zubereiteten und vitalstoffreichen Komponenten. Das erfreut nicht nur die Sinne beim Essen, sondern stärkt auch das Wohlbefinden. Nicht zuletzt schonen Bentoboxen den Geldbeutel, wenn wir saisonal und auf Vorrat kochen. Wer Routine erlangt, präpariert seine Bentobox zuhause in weit unter 30 Minuten. Im Büro heißt es dann nur noch: Einen schönen Platz suchen, die Bentobox öffnen und in der Mittagspause mit einem Geschmacksfeuerwerk entspannen.

Was ist eigentlich Bento?

Heutzutage würde man den japanischen Begriff Bento grob mit dem englischen „Lunchbox“ übersetzen. Denn im Gegensatz zur deutschen Brotdose, die auf das Butterbrot beschränkt ist, bezeichnet Bento die Darreichung von vielen unterschiedlichen Speisen, die durch Trennwände separiert sind. In Japan handelt es sich dabei traditionell um eine Portion Reis mit Beilagen wie Räucherfisch, Tempura, Salaten, marinierten Gemüsen und einer eingelegten Ume-Aprikose. Die rote Frucht hat dabei auch eine patriotische Bedeutung: Auf ein Bett aus weißem Reis gelegt, symbolisiert sie die japanische Flagge. Der Begriff Bento ist in Japan nicht auf transportable Speisen beschränkt – unter Makunouchi bento versteht man aufwendige Gerichte, die in lackierten und in Fächer unterteilten Holzboxen am Tisch serviert werden. Diese Form des Bento genießen Japaner heute in Restaurants und von je her bei Beerdigungen, Teezeremonien und im Theater.

Auch die typische Lunchbox hat in Japan frühe Vorläufer. Bereits ab dem 5. Jahrhundert sollen Feldarbeiter und Jäger ihre Mittagsmahlzeit in Bambusröhren mit sich geführt haben. Eine quadratische, schwarz lackierte Bentobox mit vier Fächern, heißt Shōkadō bentō nach dem Shingon-Mönch Shōkadō Shōjō (1582-1639).

Heutzutage erhalten Reisende und die arbeitende Bevölkerung fertig zubereitete Bentoboxen (Ekiben) in japanischen Supermärkten und an Bahnhöfen. Viele der Kunststoffbehälter sind mikrowellengeeignet, sodass sich das Bento bei Gelegenheit am Arbeitsplatz wieder erhitzen lässt.

Bei den liebevoll gestalteten Lunchboxen für Kinder, die sich an japanische Zeichentrickhelden und Manga-Figuren anlehnen, spricht man von kyaraben, was man mit „niedlichem Bento“ oder „Unterhaltungs-Bento“ übersetzen könnte. Die Gestaltung von essbaren Zutaten zu kleinen Kunstlandschaften hat sich in Japan für manche Mütter zu einem intensiven Hobby entwickelt.

Neben den authentischen Zutaten wird aktuell auch in Japan beinahe jede westliche Spezialität in Bento-Form angeboten: Ob Hamburger, Spaghetti mit Fleischbällchen oder Fish & Chips – mit Dips und Beilagen lässt sich jede Speise sinnvoll in der Fächerbox verpacken. Natürlich muss es keinesfalls Fast Food sein. Moderne Varianten des Bento hierzulande vereinen beispielsweise typisch indische Gerichte wie Curry, Raita und Mango oder orientalische Spezialitäten wie Hummus, Falafel, Pita und Tahini. Was Sie in Ihre Bentobox füllen, bleibt schlussendlich Ihren individuellen Vorlieben überlassen.

Lazy Bento

101 Japanische Meal Prep Rezepte für Faule, Berufstätige und Leute im Stress!

1. Auflage

Inhaltsübersicht

Bento statt Butterbrot
macht die Mittagspause zum kulinarischen Erlebnis 3

Was ist eigentlich Bento? 4

Was benötige ich dafür? – Die Bento-Essentials 5

Hinweise zu den Rezepten 12

Rezepte

Traditionelles Bento 14

Westliche Bento-Rezepte 55

Bento Salate 86

Bento Snacks 97

Bento Dips & Saucen 105

Bento Nachtisch 110

Haftungsausschluss 116

Impressum 117

Was benötige ich dafür? – Die Bento-Essentials

Neben dem normalen Küchenequipment (Töpfe und Besteck) sind beim Präparieren einer Bentobox folgende Utensilien von Vorteil:

Pfannen in 2 Größen: Viele Bento-Gerichte enthalten Tofu, Fleisch oder Gemüsepatties, die kurz angebraten werden. Dazu eignet sich eine gusseiserne oder beschichtete Pfanne mittlerer Größe. Eine sehr kleine beschichtete Pfanne hingegen ist ideal für die Zubereitung von einer Portion Rührei oder Omelett.

Salatschleuder: Damit die Komponenten der Bento-Mahlzeit nicht in überschüssiger Flüssigkeit aufweichen und unappetitlich werden, sollten Sie Salatzutaten nach dem Waschen stets gut trockenschleudern.

Ein **Reiskocher** erleichtert das Zubereiten der Kohlenhydratbeilage. Hier dürfen Sie den Reis nach Zugabe der exakten Wassermenge quasi vergessen und müssen ihn zwischendurch nicht umrühren oder auf Anbrennen kontrollieren.

Sparschäler, Gemüseraspel und Knoblauchpresse vereinfachen die Verarbeitung von Obst und Gemüse. Wer mit Messern eine hohe Fingerfertigkeit besitzt, kann auch darauf verzichten.

Ein **Standmixer oder ein Pürierstab** eignen sich dazu, in sekundenschnelle Pesto, Mayonnaise und homogene Brotaufstriche zuzubereiten.

Die Bento-Box: Wer mag, kann sich eine hübsche Bentobox anschaffen, die bereits abgetrennte Fächer besitzt. Improvisieren lässt sich allerdings auch mit einer simplen Pausenbrotdose. In diesem Fall nutzen Sie Speisentrenner bzw. Muffinförmchen aus Silikon oder Salatblätter, Gemüsescheiben ect., damit sich die unterschiedlichen Komponenten nicht vermischen. Wichtig ist, dass die Box gut schließt und auslaufsicher ist. Wer gegen jede Erschütterung gewappnet sein will, verzurrt die Box zusätzlich mit einem dekorativen Bento-Box-Gummiband.

Bento-Box-Zubehör:
Ein kleiner Saucenbehälter, der auslaufsicher ist und in die Box passt, ist hier wohl das wichtigste Accessoire. Er transportiert Sojasauce, Salatvinaigrette oder dicke Dipsaucen, ohne dass sie sich über den gesamten Bento-Box-Inhalt verteilen. Wer will schon sein Dessert mit Zaziki genießen? Dekorative Kunststoffspieße helfen dabei, Sandwiches zusammenzuhalten oder Obst und Käse aufzuspießen Falls Sie Bentoboxen für Kinder zubereiten, helfen Plätzchenausstecher dabei, Brotscheiben und Omelett in witzige Formen zu bringen. Profis im Arrangieren von Themen-Bentoboxen nutzen zusätzlich Motivstanzer für Noriblätter sowie Lebensmittelstifte, die mit Sauce befüllt kreative Muster und Gesichter auf die Zutaten zaubern.

Weiteres Equipment: Packen Sie Ihre Bentobox nicht direkt in Ihre Tasche oder Ihren Rucksack, sondern nutzen Sie eine spezielle Tasche, in der sie Kühlakkus platzieren können bzw. in die Kühlakkus integriert sind. Abgerundet wird die Bentomahlzeit dann durch ein Getränk aus einer Thermoskanne oder einer wiederbenutzbaren Flasche aus unzerbrechlichem Material. Schließlich dienen Picknickbesteck und eine Serviette dazu, dass Sie sich beim Essen nicht die Finger schmutzig machen.

So bleibt die Bento-Mahlzeit appetitlich

Knusprig frittierte Garnelen, lockerer Reis, Salat mit Vinaigrette – in einer Bento-Box sind kulinarische Komponenten mit verschiedenen Texturen und unterschiedlichem Anteil an Feuchtigkeit vereint. Zwar trennen oft verschiedene Fächer der Box die Elemente des Gerichts; dennoch kann beim Transport Salatsauce überschwappen und die krosse Panade der Schnitzelstreifen unappetitlich aufweichen. Um dies zu verhindern, beachten Sie die folgenden Regeln:

Lassen Sie marinierte Speisen oder Salate mit Vinaigrette vor dem Einpacken in die Bentobox kurz in einem Sieb abtropfen

Packen Sie flüssige Dips und Saucen in verschließbare und auslaufsichere Saucenbehälter, die in der Bentobox platziert werden.

Bereiten Sie gebratene, frittierte und panierte Speisen am besten frisch am Morgen vor, wenn sie in der Mittags-Bentobox noch ihr knuspriges Bissgefühl genießen wollen.

Bento-Mahlzeiten frisch halten – Hygieneregeln

Häufig werden Bentoboxen bei Raumtemperatur transportiert; meist auch einige Stunden bei Raumtemperatur gelagert, weil es am Zielort keinen Kühlschrank gibt. Um zu vermeiden, dass die Speisen einen Nährboden für Mikroorganismen bilden, achten Sie bei der Zubereitung und Lagerung auf folgende Hygieneregeln:

Falls die Box **mehrere Stunden bei Raumtemperatur gelagert** wird, achten Sie darauf, nur Speisen einzupacken, die bei dieser Temperatur sicher sind. Dazu gehören gegarte Getreidebeilagen, gebratenes Fleisch und Tofu, gekochte Eier, salzhaltige und gezuckerte Dips, frisches Obst und Gemüse in großen Stücken. Auch Gemüsebeilagen und Salate, die bei der Zubereitung erhitzt werden, vertragen die Raumtemperatur.

Frische Salate, die zerkleinertes rohes Obst und Gemüse enthalten, sollten lieber kühl stehen – füllen sie diese nur in Bentoboxen, die zwischendurch im Bürokühlschrank stehen. Als Faustregel gilt: Je mehr Wasser eine Zutat enthält und je größer ihre Oberfläche ist (z.B. durch Zerkleinern), desto mehr Angriffsfläche bietet sie Mikroorganismen für ihre Vermehrung.

Roher Fisch sollte keinesfalls bei Raumtemperatur, sondern nur gekühlt gelagert werden. Dies betrifft bereits den Transport im Auto oder in öffentlichen Verkehrsmitteln. Hier können eine Kühlbox mit 12-Volt-Anschluss oder Kühlakkus in der Tasche helfen. Falls Sie gern Sushi in ihre Bentobox füllen, aber keinen Kühlschrank im Büro haben, bereiten Sie es ohne Rohfisch zu. Sichere Varianten sind hier: Möhre, Avocado, geräucherter Fisch, Surimi oder Tofu.

Achten Sie bei der **Zubereitung der Gerichte** auf die Küchenhygiene. Falls Sie Geflügelfleisch vor dem Braten abwaschen, sollten in der Nähe des Waschbeckens keine roh genossenen Zutaten stehen. Spritzwasser mit Bakterien könnte sie unter Umständen kontaminieren. Roh verzehrte Zutaten sollten Sie auch nicht mit denselben Messern und auf denselben Brettern schneiden wie rohes Fleisch oder frischen Fisch. Und schließlich: Rollen Sie Reisbällchen oder wickeln Sie Sushi nur mit absolut sauberen Händen.

Rohe Eier sollten nie die Bentobox ergänzen – hier ist das Risiko von Temperaturschwankungen und der Vermehrung von Bakterien zu groß. Das gilt auch für sämtliche Speisen, die rohe Eier enthalten: Von der Sauce bis hin zum Tiramisu.

Traditionelle Zutaten in einem Bento

Authentisch Japanische Bentoboxen enthalten viele Zutaten, die hierzulande nicht leicht zu bekommen sind. Glücklicherweise führen heutzutage alle großen Supermärkte das Basis-Equipment für Sushi und Co in ihrer Asia-Abteilung. Während Nori-Algen und Sake im Einzelhandel leicht zu finden sind, bekommen Sie Furikake-Gewürz und Yuzu-Saft wahrscheinlich besser in spezialisierten Online-Shops. Die folgenden Zutaten sind typisch für traditionelle Bentoboxen:

Aburaage: Dies sind frittierte Taschen aus Tofu, die Sie als Tiefkühlware in Asia-Shops erhalten. Die Tofutaschen lassen sich mit Reis, Gemüse, Ei und Fleisch füllen.

Dashi-Brühe: Kombu-Algen und Trockenfischflocken machen das Aroma der japanischen Brühe aus. Sie erhalten sie als Instantpulver im Asia-Handel. Sollten Sie nicht fündig werden, ersetzen Sie die Dashibrühe durch Geflügel- oder Gemüsebrühe.

Edamame: Unreife Sojabohnen in der Schote nennt man Edamame. Hierzulande sind sie manchmal tiefgekühlt zu bekommen. Falls Sie sie nicht finden, ersetzen Sie Edamame durch Tiefkühlerbsen.

Furikake: Die Gewürzmischung aus Eigelb, Algen, Sesam und vielen anderen Komponenten können Sie online bestellen. Sie wird dazu genutzt, Reis und Eiern ein unverwechselbares Aroma zu verleihen.

Mirin: Mirin ist ein Süßwein, der vorwiegend zum Kochen verwendet wird. Als Ersatz bietet sich Sake an, der mit etwas Zucker oder Honig gemischt wird.

Misopaste: Die Würzpaste aus fermentierten Sojabohnen bekommen Sie hierzulande in vielen Naturkostläden.

Nori: Die Blätter aus getrockneten, gerösteten und zu Quadraten gepressten Algen sind hierzulande bereits im Discounter angekommen. Neben dem Einwickeln von Sushi eignen sie sich auch zum Würzen von Eierspeisen und zum Verzieren von Bentogerichten für Kinder.

Pankomehl: Dieses Paniermehl aus Japan wird aus Weißbrot ohne Rinde hergestellt und erzeugt daher luftigere und krossere Panaden. Als Ersatz können Sie normale Semmelbrösel verwenden oder selbst Paniermehl aus entrindetem Toastbrot herstellen.

Sake: Dieser Reiswein bildet eine essenzielle Zutat für japanische Marinaden und Saucen. Wenn Sie ihn nicht im Einzelhandel bekommen, können sie einen trockenen Sherry als Alternative nutzen.

Sesamöl: Das Öl aus Sesamsaat gibt es in einer raffinierten, hellen und einer dunklen, gerösteten Variante. Das dunkle Öl wird den Speisen meist nur teelöffelweise zum Aromatisieren zugegeben. Es besitzt einen intensiven Geschmack und sollte nicht hoch erhitzt werden.

Shiitake: Der getrocknete Pilz verbreitet ein starkes Umami-Aroma, wenn er eingeweicht wird und anschließend Brühen und Gemüsegerichte verfeinert.

Umeboshi: Eingelegte Ume-Aprikosen bilden in Japan eine beliebte Beilage zu Bento oder werden zum Füllen von Reisbällchen genutzt. Sie fermentieren in einer Mischung aus Salz und Shiso-Blättern. In Naturkostläden erhalten sie häufig die ganzen Früchte im Glas oder eine Umeboshi-Paste.

Was ist die Bento-Philosophie?

Bento ist mehr als transportables Essen. Diese vier Prinzipien verkörpern die Philosophie hinter der dekorativen Box:

Gesund: Jeder, der einem Vollzeitjob nachgeht, kennt das. Im besten Fall gibt es eine Kantine mit Salatbar, im schlechtesten essen die Kollegen täglich auswärts oder bestellen Pizza ins Büro. In diesem Umfeld einer gesunden Ernährungsweise zu folgen, stellt eine echte Herausforderung dar. Wer sich im Stress schnell etwas zu essen holen muss, greift aus Mangel an Alternativen häufig zu Fastfood, das reich an Fett und einfachen Kohlenhydraten ist. Welche Zusatzstoffe in den Speisen enthalten sind, müssen Restaurants heutzutage zwar angeben, doch fehlt dem Konsumenten die Zeit zum Nachsehen.
Präparieren Sie sich dagegen selbst eine Bentobox, haben Sie die volle Freiheit der Wahl: Soll die Mahlzeit viel Gemüse enthalten und kalorienreduziert sein? Zählen allein das Verwenden unverarbeiteter Lebensmittel und der Vitamingehalt? Ganz gleich, welche Ansprüche Sie an Ihre Ernährung hegen – mit einer individuellen Bentobox werden sie stets erfüllt.

Günstig: Ohne Zweifel ist die Zubereitung authentisch japanischer Bentoboxen ein Kostenfaktor. Die traditionellen Zutaten haben hierzulande einfach ihren Preis. Günstige Bentogerichte können Sie dagegen mit Zutaten der Region und der jeweiligen Saison zusammenstellen. Im Winter sind das zum Beispiel Weißkohl, Kartoffeln und Wurzelgemüse, aus denen sich sättigende Salate zubereiten lassen – im Sommer kosten die Zutaten für mediterrane Gerichte wie Tomaten, Auberginen und frische Kräuter naturgemäß nicht viel. Auch die Reste Ihres Abendessens vom Vortag bringt eine Bentobox mit kreativen Beilagen noch einmal kulinarisch zur Geltung. Diese Art der Resteverwertung ist attraktiv und spart Geld.

Schnell: Wie viel Zeit Sie damit verbringen wollen, Ihre Bentobox auszustatten, entscheiden Sie individuell. Dekorative Elemente wie Blüten aus Möhrenscheiben oder Spiralen aus Rettich brauchen naturgemäß etwas mehr Aufmerksamkeit. Doch auch, wenn Sie simpel zubereitete Speisen in einem farblich breiten Spektrum kombinieren, erhalten Sie eine attraktive Mahlzeit. Manche Mahlzeiten lassen sich gut vorbereiten, indem Sie beispielsweise Fleisch am Vorabend marinieren oder ein Backofengericht gleich in mehrfacher Portionsmenge vorkochen. Morgens nehmen Sie eine Portion aus dem Kühlschrank oder Eisfach, erhitzen sie und arrangieren Sie mit den weiteren Elementen in der Bentobox. Kleine Extras wie eingelegte Ume-Aprikosen, Sojasauce, in Öl eingelegte Gemüse oder Pesto halten sich ohnehin lange im Kühlschrank und verfeinert täglich aufs Neue kreativ Ihre Bento-Boxen.

Ausgewogen: Japanisches Bento hat traditionell eine Mengenverteilung von 4 Teilen Kohlenhydraten (Reis), 2 Teilen Protein (Fisch, Tofu, Fleisch), einem Teil Gemüse und einem Teil Obst bzw. Desserts. Dies ist kein Muss, damit das Gericht gut schmeckt. Falls Sie weißen Reis als zu mineralstoff- und vitaminarm empfinden, ersetzen Sie ihn durch Vollkornreis, Quinoa, Hirse oder eine andere Kohlenhydratquelle, die Ihnen zusagt. Individuell lässt sich die Gemüseportion oder die Proteinmenge natürlich erhöhen, falls Sie Kalorien einsparen wollen oder einer kohlenhydratarmen Ernährungsweise folgen.

Hinweise zu den Rezepten

Bevor wir mit den eigentlichen Rezepten starten, möchte ich Ihnen noch ein paar wichtige Hinweise mit auf den Weg geben. Dies ist nicht das erste Rezeptbuch, dass unser Team veröffentlicht, daher haben wir bereits eine gute Erfahrungsbasis und wissen, was Leser von einem Kochbuch erwarten.

Warum enthält das Kochbuch keine Fotos der Gerichte?

Viele Leser kritisieren fehlende Abbildungen der Rezepte in den Büchern auf Amazon. Um dieser Kritik zuvorzukommen hier einmal eine Erklärung dafür: Wir versuchen unseren Lesern tolle Rezepte und Ratgeber zu einem erschwinglichen Preis anzubieten. Fotos in Büchern treiben den Buchpreis enorm in die Höhe, sodass sich der angebotene Preis beinahe verdoppeln würde. Haben Sie sich schon mal gefragt, wie es möglich ist solch ein Buch unter 10 Euro inklusive Versand anzubieten?

Dennoch erachten wir den Mehrwert durch Abbildungen für sehr begrenzt. Wer bereits einmal versucht hat Rezepte nachzukochen, wird schnell merken, dass die meisten Bilder in Kochbüchern nicht das eigentliche Gericht abbilden, sondern nur zur Veranschaulichung genutzt werden und eigentlich gar nicht vom Autor stammen. Dies ist nicht bei allen Büchern der Fall, jedoch bei sehr vielen, sodass der Leser anschließend enttäuscht ist, wenn sein Gericht nicht annähernd so aussieht wie das der Abbildung. Wir versuchen in unseren Rezepten den Prozess der Zubereitung sehr detailliert zu beschreiben, sodass ein Nachkochen überhaupt kein Problem darstellt.

Sie finden einige Rezepte zu kompliziert oder langweilig?

Nicht jedes Rezept wird Ihnen gefallen. Wir versuchen in unseren Büchern ein breites Spektrum verschiedener Gerichte und Schwierigkeitsgrade abzudecken, dennoch hat jeder Leser seine eigenen Präferenzen. Suchen Sie sich die Rezepte aus, die am besten in Ihren Alltag passen. Die einen mögen es schlicht und einfach, andere bevorzugen eher ausgefallene Kreationen.

Passen die Rezepte in eine gesunde Ernährung?

Bei der Auswahl der hier aufgenommenen Rezepte wurden gesundheitliche Aspekte berücksichtigt. Die Basis der meisten Rezepte bilden fettarmes Fleisch, viel Gemüse und immer wieder Zutaten, die auch Ihre Vitamin-, Mineral- und Ballaststoffbedarfe deckt. Hin und wieder werden jedoch auch fettreichere Gerichte angeboten, wie bspw. Gerichte mit Speck, Käse und Butter. Diese können Sie einfach überspringen, wenn Sie nur gesundheitsbewusste Rezepte ausprobieren wollen. Das gleiche gilt übrigens auch für Rezepte, die einen erhöhten Kohlenhydrat-Anteil haben.

Viel Spaß!

Miso Suppe & Lachsbento

Zutaten:

- 1 TL Dashi-Brühe (Instant-Produkt)
- 250ml Wasser
- 60g Tofu
- 1 Frühlingszwiebel
- 1 EL Misopaste
- 150g gegarter Reis
- 60g Räucherlachs
- 1 Ei
- 100g Gemüse der Saison (z.B. Gurken, grüner Spargel, Möhren)
- 1 TL Furikake-Gewürz
- Salz und Pfeffer

Zubereitungszeit:
20 Minuten
1 Portion

1. Zunächst das Ei in einer Schüssel mit Salz und Pfeffer verquirlen.
2. Eine beschichtete Pfanne auf mittlerer Temperatur erhitzen und das verquirlte Ei unter stetigem Rühren etwa 3 bis 5 Minuten lang zu Rührei stocken lassen.
3. Das Ei beiseitestellen und das Wasser in einem kleinen Topf oder der Mikrowelle erhitzen, bis es kocht.
4. Anschließend die Dashibrühe einrühren und vollständig auflösen.
5. Etwa ¼ der Brühe in ein kleineres Gefäß umfüllen und darin die Misopaste auflösen.
6. Die Misomischung zurück in die Brühe gießen und gut einrühren.
7. Als Suppeneinlage den Tofu in etwa 1 Zentimeter starke Würfel zerteilen; die Frühlingszwiebel putzen und in feine Ringe schneiden.
8. Tofu und Frühlingszwiebelringe in die Misobrühe geben und alles in ein verschließbares Gefäß abfüllen.
9. Die Bentobox mit Reis, Rührei, saisonalem Gemüse und Räucherlachs füllen. Ei und Reis mit Furikake-Gewürz garnieren.
10. Tipp: Wenn Sie kein original japanisches Furikake-Gewürz erhalten, garnieren Sie Ihre Bentobox mit je 1 TL zerkleinerten Noriblättern und Sesam.

Jakobsmuschel mit Yuzu

Zutaten:

- 60g Jakobsmuscheln
- 1 Bio-Orange
- 2 EL Yuzu-Saft
- 35g rote Misopaste
- 150g Daikon-Rettich
- 150g gekochter Reis
- 1 TL rote Misopaste

Zubereitungszeit:
25 Minuten
1 Portion

1. Die küchenfertigen Jakobsmuscheln mit 35g Misopaste vermischen.
2. Von der Orange einen Deckel abschneiden und mit einem Löffel das Fruchtfleisch auslösen, bis die Frucht vollständig ausgehöhlt ist.
3. Die Miso-Jakobsmuschel-Mischung in die Orange einfüllen und 2 EL Yuzu-Saft darüberträufeln.
4. Den Backofen auf 180 Grad vorheizen und die gefüllte Orange in einer feuerfesten Form etwa 10 bis 15 Minuten backen.
5. Den Rettich schälen und in eine dünne Spirale schneiden. Ist kein Spiralschneider vorhanden, können Sie ihn auch in dünne Scheiben zerteilen.
6. Die Rettichscheiben bzw- -spiralen in kochendem Wasser 2 Minuten lang blanchieren und in kaltem Wasser abschrecken.
7. Die gefüllte Orange auf ihren Deckel in die Bentobox stellen. Reis und Rettich rundherum anrichten.
8. Der Rettich wird mit einem Teelöffel roter Misopaste garniert, während der Reis mit dem ausgelösten Orangenfruchtfleisch angerichtet wird.

Chinakohl-Schweine-Pfanne

Zutaten:

- 250-300g Chinakohl
- 150g Schweinefleisch (Rücken)
- 2 EL Sojasauce
- 1 EL Mirin
- 1 EL Sake
- 2 Zentimeter Ingwerwurzel
- 1 EL Erdnussöl
- 150g gegarter Reis

Zubereitungszeit:
15 Minuten
1 Portion

1. Die Ingwerwurzel schälen und fein reiben.
2. Zusammen mit Sojasauce, Sake und Mirin zu einer Marinade vermengen.
3. Das Schweinefleisch in mundgerechte Stücke zerteilen und in die Marinade einlegen. Etwa 5 Minuten ziehen lassen – wenn die Zeit vorhanden ist, auch etwas länger.
4. Den Chinakohl in feine Streifen schneiden.
5. Das Öl in einem Wok erhitzen und das marinierte Schweinefleisch darin rundherum anbraten, bis es leicht bräunt.
6. Anschließend das Fleisch an den Rand des Wok schieben und die Chinakohlstreifen hineingeben.
7. Den Kohl unter stetigem Rühren etwa 2 bis 3 Minuten lang andünsten; anschließend alles im Wok vermischen.
8. Die Hitze reduzieren und das Gericht noch wenige Minuten garziehen lassen.
9. Mit Reis in einer Bento-Box anrichten.

Kastanienreis

Zutaten:

- 100g Reis
- 100g Süßkartoffel
- 50g Maronen (vorgegart)
- 1 Shiitakepilz, getrocknet
- 2 TL Sojasauce
- 2 TL Mirin
- 1 EL geröstete Sesamsaat
- Saisonales Gemüse und Rettichsprossen zur Garnitur

Zubereitungszeit:
60 Minuten
1 Portion
vegan

1. Den Shiitakepilz eine halbe Stunde lang in warmem Wasser einweichen.
2. Anschließend die Feuchtigkeit herausdrücken und mit einem scharfen Messer zerkleinern.
3. Den Reis mit 150ml Wasser in eine tiefe Pfanne geben und etwa 15 Minuten einweichen lassen.
4. Währenddessen die Süßkartoffel schälen und in 1 Zentimeter große Würfel zerteilen.
5. Eventuelle Flüssigkeit von den Maronen abgießen und sie vierteln.
6. Maronen, Süßkartoffeln, Shiitake, Sojasauce und Mirin unter den Reis mischen.
7. Die Mischung einmal aufkochen lassen und bei niedriger Hitze etwa 15 Minuten lang köcheln lassen, bis der Reis gar ist. Bei Bedarf zwischen durch noch etwas Flüssigkeit hinzufügen.
8. Anschließend einen Deckel aufsetzen und das Gericht noch 10 Minuten ohne Hitzezufuhr quellen lassen.
9. Mit Gemüse in einer Bentobox anrichten und mit Rettichsprossen und geröstetem Sesam garnieren.

Gefüllte Tofu-Sushi-Taschen

Zutaten:

- 120g Sushireis
- 240ml Wasser
- 2 TL Zucker
- 1 ½ EL Reisessig
- ½ TL Salz
- 1 EL Sesamsamen
- 3 frittierte Tofutaschen (Aburaage)
- 125ml Dashibrühe
- 1 EL Sojasauce
- 1 EL Mirin
- 1 EL Zucker
- Saisonales Gemüse zur Garnitur

Zubereitungszeit:
60 Minuten
1 Portion

1. Den Reis in einem Sieb unter fließendem Wasser waschen.
2. Anschließend in einen Reiskocher geben und 240ml Wasser auffüllen. Falls die Bedienungsanleitung des Reiskochers mit anderen Wassermengen arbeitet – bitte diese befolgen.
3. Den Reis garen, bis er eine klebrige Konsistenz erreicht hat.
4. Währenddessen den Reisessig in einem kleinen Topf erhitzen und 2 TL Zucker sowie ½ TL Salz darin auflösen.
5. Die Mischung über den noch heißen Reis träufeln und gut damit vermengen.
6. Die Dashibrühe in eine Pfanne geben und mit Sojasauce, Mirin und Zucker gemeinsam aufkochen.
7. Die gefrorenen Tofutaschen hineinlegen und einige Minuten lang in der Brühe köcheln lassen, bis die Flüssigkeit beinahe vollständig aufgenommen wurde.
8. Anschließend die Taschen leicht ausdrücken und mit dem vorbereiteten Sushireis füllen.
9. In einer Bentobox mit saisonalem Gemüse anrichten.

Reisbällchen-Bento

Zutaten:

- 200g gegarter Reis
- 60g Räucherlachs oder gegrilltes Lachsfilet
- 1 eingelegte Ume-Pflaume
- ½ Noriblatt
- 1 EL schwarzer Sesam
- Gemüse der Saison

1. Den Lachs und die Ume-Pflaume in kleine Würfel schneiden und vermengen.
2. Das Noriblatt in Streifen zerteilen.
3. Etwa ein Fünftel des Reis in die angefeuchteten Hände nehmen und auf der Handfläche der Linken zu einer kompakten Schicht zusammendrücken.
4. Anschließend etwa ein Fünftel der Lachsfüllung als Häufchen in die Mitte der Reisschicht setzen.
5. Durch Schließen der Hand die Reisschicht um die Füllung schließen und ein Bällchen formen.
6. Den Reisball zwischen beiden Händen rollen, bis er eine runde Form hat und abschließend mit einem Streifen Nori umwickeln.
7. Mit dem restlichen Reis und der übrigen Füllung ebenso vorgehen.
8. Die Reisbällchen mit Sesam bestreuen und mit saisonalem Gemüse in einer Bentobox anrichten.
9. Tipp: Als weitere Beilage passt Rührei, das mit Furikake-Gewürz aromatisiert wurde.

Zubereitungszeit:
20 Minuten
1 Portion

Tofu-Steak

Zutaten:

- 150g fester Tofu (oder Räuchertofu)
- 1 TL Pflanzenöl
- 1 EL Sojasauce
- 1 TL Sesamöl
- 1 Prise Chiliflocken
- ½ Knoblauchzehe
- ½ Frühlingszwiebel

1. Den Tofu mit Küchenkrepp abtupfen und in etwa 1 Zentimeter starke Scheiben schneiden.
2. Das Pflanzenöl in einer beschichteten Pfanne erhitzen und die Tofuscheiben darin etwa 2 Minuten von jeder Seite anbraten, bis sie goldbraun werden.
3. Die Frühlingszwiebel putzen und in Ringe schneiden.
4. Den Tofu in eine Bentobox packen, mit Sesamöl und Sojasauce beträufeln sowie mit durchgepresstem Knoblauch, Frühlingszwiebeln und Chiliflocken garnieren.
5. Tipp: In der Bentobox eignen sich Reisbällchen (Onigiri), Oktopussalat und Kastaniengelee als authentische Beilagen.

Zubereitungszeit:
20 Minuten
1 Portion
vegan

Spicy Tuna

Zutaten:

- o 250g gegarter Reis
- o 125g Thunfischfilet, frisch
- o 1 EL japanische Mayonnaise
- o ½ EL Sriracha-Chilisauce
- o einige Tropfen Sesamöl
- o einige Tropfen Chiliöl
- o 1 Frühlingszwiebel
- o 1 EL Sesam
- o Sojasauce

1. Den Thunfisch mit einem scharfen Messer sehr fein würfeln.
2. Anschließend in einer kleinen Schüssel mit Mayonnaise, Chilisauce, Sesamöl und Chiliöl vermengen. Nach Geschmack mit mehr Chilisauce oder -öl schärfer abschmecken.
3. Die Frühlingszwiebel putzen und in feine Ringe schneiden.
4. Den gekochten Reis in eine Bentobox füllen.
5. Mit dem Thunfisch toppen und mit Frühlingszwiebeln, Sesam und Sojasauce garnieren.

Zubereitungszeit:
20 Minuten
1 Portion

Fischkroketten

Zutaten:

- ½ Zwiebel
- 75g Seebrassenfilet oder anderer Weißfisch
- 75g Shrimps
- 1 Eiweiß
- 1 EL Sake
- 1 TL Zucker
- 1 EL Kartoffelstärke
- Salz und Pfeffer
- Pflanzenöl zum Ausbacken

1. Die Shrimps und das Fischfilet mit einem Messer zerkleinern.
2. Anschließend in einen Standmixer füllen und zu einer homogenen Paste pürieren.
3. Das Eiweiß, Sake, Zucker, Kartoffelstärke, Salz und Pfeffer hinzufügen. Ein weiteres Mal gut durchmixen.
4. Die Masse in etwa 2 Zentimeter große Kroketten formen.
5. Anschließend im Kühlschrank etwa 15 Minuten lang ruhen lassen.
6. Danach reichlich Öl ein einer Pfanne erhitzen und die Kroketten darin goldbraun ausbacken.
7. Auf Küchenkrepp abtropfen lassen und gemeinsam mit japanischem Kartoffelsalat und Ketchup in eine Bentobox packen.

Zubereitungszeit:
25 Minuten
1 Portion

Vegane Rettich-Bratlinge

Zutaten:

- 1 getrockneter Shiitakepilz
- 30g Reismehl
- 30g Klebreismehl
- 1 Pastinake oder 150g Rettich
- 1 kleine Möhre
- 2 EL weiße Bohnen (Dose)
- 1 TL Miso
- 1 Spritzer Sojasauce
- einige Tropfen Sesamöl
- 1 Zweig Koriander
- Pflanzenöl zum Ausbacken

Zubereitungszeit:
25 Minuten
1 Portion
vegan

1. Den Shiitakepilz in warmem Wasser einweichen, sodass er gerade davon bedeckt ist.
2. Anschließend den Pilz ausdrücken, seinen Stängel entfernen und ihn fein hacken.
3. Die Möhre schälen und raspeln und gemeinsam mit den weißen Bohnen und dem zerkleinerten Pilz in wenig Sesamöl kurz andünsten. Mit gehacktem Koriander würzen.
4. Den Rettich fein raspeln.
5. Beide Mehlsorten in einer Schüssel mischen.
6. Die Misopaste in dem zurückgebliebenen Einweichwasser des Shiitakepilzes auflösen.
7. Rettich, Reismehl, gedünstete Gemüse und Miso-Mischung zu einem homogenen Teig vermengen.
8. Falls die Konsistenz zu dick gerät, mehr Wasser hinzufügen. Falls der Teig zu flüssig ist, etwas Reismehl unterrühren.
9. Pflanzenöl in einer beschichteten Pfanne erhitzen und aus dem Teig Bratlinge ausbacken. Dafür je einen Esslöffel des Teiges in die heiße Pfanne geben und leicht flachdrücken. Die Bratlinge etwa 4 Minuten bei mittlerer Temperatur auf einer Seite anbraten.
10. Anschließend wenden und auf der anderen Seite ebenfalls etwa 4 Minuten braten, bis sie bräunen.
11. Auf Küchenkrepp abtropfen lassen und gemeinsam mit japanischem Kartoffelsalat und Ketchup in eine Bentobox packen.

Lachs, Reis und Edamame

Zutaten:

- 1 Lachsfilet
- 1 EL Sesamsaat
- 150g gekochter Reis
- 1 gekochtes Ei
- 75g Edamame
- 1 Tomate
- Salz und Pfeffer

1. Wasser in einem Topf aufkochen und salzen.
2. Die Edamame hineingeben und etwa 5 Minuten lang kochen, bis sie weich sind.
3. Währenddessen den Fisch waschen, trockentupfen, salzen und peffern.
4. In einer Grillpfanne von beiden Seiten etwa 5 Minuten lang grillen, bis der Fisch durchgegart ist.
5. Den Fisch zerpflücken und in einer Schüssel mit Reis und den von den Hülsen befreiten Edamame-Samen mischen.
6. Eine Tomate würfeln und ebenfalls untermischen.
7. Alles mit Salz und Pfeffer würzen und mit dem halbierten Ei garnieren.

Zubereitungszeit:
25 Minuten
1 Portion

Tofu- „Hackbraten“

Zutaten:

- 100g fester Tofu
- 50g TK-Erbsen
- 1 TL Miso
- 30g Instant-Kartoffelpüreeflocken
- 1 TL Erdnussbutter oder Tahini
- 1 gehäufter TL Speisestärke
- Für die Glasur:
- 1 TL Speisestärke
- 1 TL Sojasauce
- 1 TL Mirin
- Sesamsaat

Zubereitungszeit:
40 Minuten
1 Portion
vegan

1. Den Tofu in Küchenpapier einwickeln und mit einem Topf beschweren. Auf diese Weise soll die Flüssigkeit herausgedrückt werden, sodass der Tofu nach 10 Minuten etwa die Hälfte seines Gewichts verloren hat.
2. Währenddessen den Backofen auf 200 Grad vorheizen.
3. Tofu, Kartoffelpüreeflocken, Miso, Erdnussbutter und Speisestärke in einem Standmixer zu einer homogenen Masse verarbeiten.
4. Danach die Erbsen hinzugeben und mit wenigen Impulsen des Mixers grob zerkleinern.
5. Die Mischung zu einem Laib formen und auf ein mit Backpapier ausgelegtes Backblech setzen.
6. Etwa 15 Minuten lang backen, bis die Oberseite leicht bräunt und eine feste Kruste entsteht. (Hinweis: Wer den Backofen für die kleine Menge Teig nicht bemühen will, backt daraus in der Pfanne mit etwas Öl kleine Bratlinge aus.)
7. Für die Glasur Speisestärke. Sojasauce und Mirin in einem kleinen Topf mischen und kurz erhitzen.
8. Den Tofu-„Hackbraten“ damit bestreichen und mit Sesamsaat bestreuen.
9. Tipp: Da sich der „Hackbaten gut vorbereiten lässt, empfiehlt es sich, einen großen Laib mit der 3- bis 4-fachen Menge des Rezeptes vorzubereiten. Die Scheiben passen in der Bentobox zu Reis und Gemüse als auch als Sandwichbelag.

Tonkatsu – Jap. Schnitzel

Zutaten:

- 1 Kotelett ohne Knochen
- 2 EL Weizenmehl
- 1 Ei
- 50g Pankomehl zum Panieren
- 1 EL weißer und schwarzer Sesam
- 1 EL Olivenöl
- 2 ½ TL Worcertershiresauce
- 1 EL Ketchup
- 1 TL Zucker
- 1 ½ TL Austernsauce
- Salz und Pfeffer

Zubereitungszeit:
30 Minuten
1 Portion

1. Das Fleisch auf eine Stärke von anderthalb Zentimetern flachklopfen. Salzen und pfeffern.
2. Das Öl in einer beschichteten Pfanne erhitzen und das Pankomehl darin goldbraun rösten.
3. Das Ei in einer flachen Schüssel verquirlen.
4. Das Fleisch zunächst in Mehl, dann im Ei und schließlich in den Pankobröseln wenden.
5. Auf einem mit Backpapier ausgelegten Backblech bei 200 Grad etwa 15 Minuten backen, bis das Fleisch gegart und die Panade goldbraun ist.
6. Währenddessen aus Worcestershiresauce, Austernsauce, Ketchup und Zucker die Sauce mixen.
7. Das Fleisch zum Anrichten in etwa 2,5 Zentimeter breite Streifen schneiden; die Sauce in ein verschließbares Gefäß abfüllen.
8. Alles mit gekochtem Reis, blanchierten Brokkoliröschen, Kirschtomaten und Radieschen in einer Bentobox anrichten.

Onigirazu – Sushi mit Schnitzel

Zutaten:

- 2 bis 3 Stücke Tonkatsu (vorheriges Rezept)
- Noriblätter
- 200g gekochter Reis
- 2 ½ TL Worcertershiresauce
- 1 EL Ketchup
- 1 TL Zucker
- 1 ½ TL Austernsauce
- 1 Salatherz

Zubereitungszeit:
10 Minuten
1 Portion

1. Aus Worcestershiresauce, Austernsauce, Ketchup und Zucker eine Sauce anrühren.
2. Das Noriblatt auf einer Sushimatte platzieren und mit der Hälfte des Reis bestreichen. Dabei am oberen Rand etwa ein Viertel des Blattes frei lassen.
3. Das Salatherz in Blätter zerteilen und diese auf dem Reis auslegen.
4. Anschließend das Tonkatsu (paniertes Schweinefleisch – siehe voriges Rezept) in einem langen Streifen am unteren Rand des Noriblattes platzieren.
5. Mit der Hälfte der Sauce beträufeln und vom unteren Rand her wie eine Sushirolle aufrollen.
6. Auf dieselbe Weise mit dem zweiten Noriblatt verfahren.
7. Wie Sushi aufgeschnitten bilden die Rollen einen dekorativen und schmackhaften Bento-Box-Inhalt. Ein Dessert oder frisches Obst ist die passende Ergänzung.

Makkuro Kurosuke

Zutaten:

- 200g gekochter Reis
- 1 Noriblatt
- 1 Scheibe milder Käse (z.B. Edamer)
- gedämpfte Brokkoliröschen
- Kirschtomaten
- Salz

1. Hinweis: Die in Nori eingepackten Reisbällchen sind ideal für Bentoboxen für Kinder.
2. Den gekochten Reis zu vier ähnlich großen Bällchen formen. Sie Außenseite leicht salzen.
3. Das Noriblatt vierteln. Einen Reisball auf ein Viertel Noriblatt setzen und den Ball mit dem Algenblatt vollständig ummanteln.
4. Aus dem Käse kleine Details für ein Gesicht ausschneiden: z.B. Kreise für Augäpfel, lächelnde Münder oder kugelförmige Nasen.
5. Die Gesichtsdetails auf die eingepackten Reisbällchen setzen. Festkleben, indem die Norihülle vorab leicht angefeuchtet wird.
6. Wer kreativ ist, kann auf die Käseformen wiederum kleine Pupillen oder Nasenlöcher aus Norialge setzen.
7. Die Reisbällchen mit Brokkoli und Kirschtomaten in eine Bentobox setzen.

Zubereitungszeit:
20 Minuten
1 Portion
vegetarisch

Tofutasche mit Ei

Zutaten:

- 2 frittierte Tofutaschen (TK)
- 2 Eier
- 2 Halme Schnittlauch
- 250ml Gemüsebrühe
- 1 EL Mirin
- 1 EL Sojasauce
- Salz

1. Falls die Tofutaschen (Aburaage) noch nicht eingeweicht sind, müssen sie vorab in heißem Wasser eingeweicht werden.
2. Anschließend die Brühe mit Mirin, Sojasauce und einer Prise Salz zum Aufkochen bringen.
3. Eine Tofutasche vorsichtig öffnen, ein Ei aufschlagen und hineingleiten lassen.
4. Die Öffnung der Tasche mit einem Schnittlauchhalm zubinden.
5. Mit der zweiten Tasche genauso verfahren.
6. Die gefüllten Taschen vorsichtig in die heiße Brühe gleiten lassen und 10 Minuten darin garen.
7. Anschließend herausnehmen und im Ganzen oder in Scheiben geschnitten in der Bentobox platzieren.
8. Tipp: Gemeinsam mit gekochtem Reis, einem Salat und einem Dessert ergeben die Taschen eine vollwertige Mahlzeit.

Zubereitungszeit:
20 Minuten
1 Portion
vegetarisch

Nanban-Hähnchen-Bento

Zutaten:

- 1 Hähnchenschenkel ohne Knochen
- ½ Aubergine
- 1 gelbe Paprika
- Speisestärke zum Wälzen
- ½ TL Knoblauchpulver
- 1 EL Zucker
- 1 EL Reisessig
- 1 EL Sojasauce
- Salz und Pfeffer
- Pflanzenöl zum Ausbacken

Zubereitungszeit:
20 Minuten
1 Portion

1. Das Fleisch waschen und trockentupfen. In Etwa 2 Zentimeter starke Würfel schneiden.
2. Die Paprika und die Aubergine waschen und ebenfalls in ähnlich große Würfel schneiden. Die Aubergine für 1 bis 2 Minuten in kaltem Wasser einlegen.
3. Fleisch, Auberginenwürfel und Paprika mit Salz, Pfeffer und Knoblauchpulver würzen.
4. In einer Pfanne Öl zum Ausbacken erhitzen – dafür braucht es etwa eine Höhe von anderthalb Zentimetern.
5. Anschließend die Fleisch- und Gemüsestücke in Speisestärke wälzen; überschüssige Stärke abschütteln.
6. Fleisch, Aubergine und Paprika im heißen Öl goldbraun ausbacken. Währenddessen aus Zucker, Sojasauce und Reisessig eine Sauce anrühren.
7. Die frittierten Stücke in eine Bentobox packen. Die Sauce in einem Extra-Behältnis hinzustellen.
8. Für eine abwechslungsreiche Mahlzeit zusätzlich gekochten Reis, eine eingelegte Ume-Pflaume, frische Tomaten und etwas japanisches Omelett (Rezept) in die Box packen.

Gebratene Pilze mit Tofu

Zutaten:

- 100g fester Tofu
- 200g Champignons
- 3 Shiitakepilze
- 1 Portobello-Champignon
- 1 Lauchzwiebel
- 1 ½ EL Hoisinsauce
- ½ TL Sesamöl
- ½ Jalapeno-Chili
- 1 TL Speisestärke
- 1 EL Pflanzenöl
- 150ml Gemüsebrühe

Zubereitungszeit:
20 Minuten
1 Portion

1. Den Tofu in Scheiben schneiden.
2. Hoisin-Sauce, Brühe und Sesamöl in einer Schüssel mischen.
3. ½ EL Öl in einer beschichteten Pfanne erhitzen und die Tofuscheiben darin etwa 2 Minuten von jeder Seite anbraten, bis sie eine goldbraune Farbe annehmen.
4. Die Pilze putzen und in Scheiben schneiden.
5. Den Tofu aus der Pfanne nehmen und erneut ½ EL Öl darin erhitzen.
6. Anschließend die Pilze und die zerkleinerte Jalapenochili darin etwa 2 Minuten lang anbraten. Danach mit der vorbereiteten Brühe aufgießen und 4 Minuten lang auf mittlerer Temperatur köcheln lassen.
7. Die Speisestärke in einem EL Wasser auflösen und in die Pilzsauce einrühren.
8. Einmal aufkochen, bis die Sauce andickt.
9. Gebratenen Tofu, Pilzsauce und gekochten Reis in einer Bentobox anrichten.

Gurken-Sushi

Zutaten:

- 200g gekochter Reis
- 120g Gurke
- 1 Noriblatt
- 1 Frühlingszwiebel
- ½ TL Sesamöl
- 1 TL Reisessig
- 1 TL Zucker
- 2 EL Sesam

Zubereitungszeit:
20 Minuten
1 Portion

1. Den Zucker im Reisessig auflösen und beides mit dem Reis vermengen.
2. Die Gurke schälen und der Länge nach in Streifen schneiden.
3. In einer Schale mit Salz und Sesamöl marinieren.
4. Ein Noriblatt auf einer Sushimatte auslegen und den Reis darauf gleichmäßig verteilen. Dabei am oberen Rand etwa 2 cm frei lassen.
5. Die Frühlingszwiebel putzen und in feine Ringe schneiden.
6. Die Gurkenstreifen in einer horizontalen Linie auf dem unteren Drittel des Noriblattes verteilen.
7. Die Frühlingszwiebeln auf dem Reis verteilen.
8. Zum Schluss das Noriblatt vom unteren Rand her zu einer Sushirolle aufrollen. Den oberen freigelassenen Rand des Blattes anfeuchten und andrücken, damit die Rolle nicht aufgeht.
9. In 6 Sushi-Rolls schneiden und mit Sesam garnieren. Mit eingelegtem Ingwer, Sojasauce und einem Dessert in einer Bentobox anrichten.

Mango-Salat-Wraps

Zutaten:

- 2 Blätter Eisbergsalat
- 60g Tempeh
- ½ EL Erdnussöl
- 30g Mango
- 50g Gurke
- 1 EL Cashewkerne
- 1 EL Minze, frisch
- 1 TL Limettensaft
- 2 TL Hoisinsauce
- Srirachasauce
- 150g gegarter Reis

1. Das Öl in einer kleinen Pfanne erhitzen und das Tempeh hineinbröckeln.
2. Unter Rühren wenige Minuten lang anbraten, bis es eine goldbraune Farbe annimmt.
3. Anschließend mit Hoisin-Sauce und Limettensaft verfeinern.
4. Die Gurke und die Mango in kleine Würfel schneiden; Cashews und Minze hacken.
5. Tempeh, Mango, Gurke, Minze und Cashews zu einer Füllung vermengen und auf die Salatblätter verteilen.
6. Mit Srirachasauce beträufeln und zu Wraps aufrollen.
7. Gemeinsam mit gegartem Reis in einer Bentobox anrichten.

Zubereitungszeit:
20 Minuten
1 Portion
vegan

Oktopus-Salat

Zutaten:

- 170g gegarter Oktopus
- ½ Gurke
- ½ EL Wakame-Algen
- 1 ½ EL Reisessig
- 1 EL Zucker
- ½ EL Sojasauce
- 1 TL Sesamsaat
- Salz

1. Die Wakame-Algen 15 Minuten lang in einer Schüssel mit heißem Wasser einweichen.
2. In einer Schüssel Reisessig, Zucker, Sojasauce, Sesam und eine Prise Salz zu einem Dressing vermengen.
3. Den Oktopus in dünne Scheiben schneiden; die Gurke fein würfeln.
4. Die Algen abtropfen lassen.
5. Oktopus, Algen und Gurke mit dem vorbereiteten Dressing vermengen.
6. Gemeinsam mit Sushirollen, etwas Rohkost und einem Dessert in eine Bentobox packen.

Zubereitungszeit:
20 Minuten
1 Portion

Teriyaki-Hähnchen-Bällchen

Zutaten:

- o 150g Geflügelhackfleisch
- o 50g fester Tofu
- o ½ eingelegte Paprika
- o 1 Zentimeter Ingwerwurzel
- o ½ Frühlingszwiebel
- o 1 kleines Ei
- o 1 EL Mirin
- o 1 EL Sojasauce
- o 2 TL Reisessig
- o 1 EL Zucker
- o ½ TL Speisestärke
- o Salz

Zubereitungszeit:
20 Minuten
1 Portion

1. Die Paprika fein hacken, den Ingwer reiben und die Frühlingszwiebel in feine Ringe schneiden.
2. In einer Schüssel das Fleisch mit Paprika, Ingwer und Frühlingszwiebeln mischen.
3. Den Tofu fein zerkrümeln und untermischen; das Ei ebenfalls untermengen, bis eine homogene Masse entsteht. Diese mit wenig Salz würzen
4. Aus der Fleischmasse kleine Bällchen formen und bei mittlerer Temperatur in einer Pfanne mit wenig Öl etwa 5 Minuten lang anbraten. Anschließend mit aufgelegtem Deckel bei niedriger Temperatur garziehen lassen.
5. Währenddessen Mirin, Sojasauce, Reisessig, Zucker und Stärke zu einer Sauce verquirlen.
6. Wenn die Geflügelbällchen außen gebräunt und innen gar sind, sollten sie kurz abkühlen. Danach die Sauce zu den Felsichbällchen geben und sie darin wenden, bis sie rundherum benetzt sind.
7. Gemeinsam mit einer Portion gekochtem Reis, einem hartgekochten Ei, blanchiertem Brokkoli, Tomaten und einigen Erdbeeren in eine Bentobox packen.

Nigu Jaga (Rindereintopf)

Zutaten:

- 500g Suppenfleisch
- 120ml Wasser
- 25g brauner Zucker
- 1 große Kartoffel
- 60ml Sake
- 30ml Sojasauce
- 200g Möhren
- 1 Zwiebel
- ½ TL Salz

Zubereitungszeit:
6-12 Stunden
3 Portionen

1. Hinweis: Die Zubereitung des Eintopfes erfolgt im Slow Cooker. Dieskann zu Beispiel über Nacht geschehen, sodass das Gericht am Morgen fertig für das Verpacken in eine Bentobox ist.
2. Das Suppenfleisch in etwa 2 Zentimeter starke Würfel schneiden.
3. Karotten, Kartoffel und Zwiebel schälen und ebenfalls würfeln bzw. in Scheiben schneiden.
4. Fleisch und Gemüse in den Slow Cooker füllen und mit einer Mischung von Wasser, Sake, Zucker, Sojasauce und Salz angießen.
5. Anschließend etwa 6 Stunden auf der Einstellung „high“ oder 12 Stunden auf „low“ garen.
6. Gemeinsam mit einer Portion gekochtem Reis, Rohkost und frischem Obst in eine Bentobox packen.

Ingwer-Tintenfisch

Zutaten:

- o 250g Tintenfisch
- o 1 TL geriebener Ingwer
- o 1 EL Pflanzenöl
- o 1½ EL Sojasauce
- o 1 EL Mirin

1. Mirin, Sojasauce und Ingwer in einem Gefrierbeutel mischen.
2. Den Tintenfisch in Ringe schneiden und in die Marinade einlegen.
3. Anschließend den Beutel gut verschließen und den Tintenfisch etwa 10 Minuten durchziehen lassen.
4. Eine Pfanne mit Öl erhitzen und die Tintenfischringe etwa 7 Minuten lang braten.
5. Die restliche Marinade über den Fisch träufeln und untermischen, danach die Pfanne von der Hitzequelle ziehen.
6. Tipp: In einer Bentobox passt der Ingwertintenfisch mit gekochtem Reis, eingelegter Ume-Pflaume, einem frischen Salat und Energiebällchen als Nachtisch zusammen.

Zubereitungszeit:
20 Minuten
1 Portion

Oyaku Donburi

Zutaten:

- 1 Ei
- ¼ Zwiebel
- 100g Hähnchenbrust
- 1 getrockneter Shiitakepilz
- 1 EL Sojasauce
- 1 Prise Zucker
- 2 TL Mirin
- 30ml Wasser
- frischer Koriander
- 200g gekochter Reis

Zubereitungszeit:
30 Minuten
1 Portion

1. Die Hähnchenbrust in sehr dünne Streifen schneiden.
2. Den Shiitakepilz kurz in warmes Wasser einlegen und anschließend in Scheiben schneiden.
3. Die Zwiebel schälen und würfeln, den Koriander waschen und hacken.
4. Eine beschichtete Pfanne erhitzen und Hähnchen, Zwiebeln und Pilz hineingeben.
5. Unter Rühren etwa 4 Minuten lang anbraten, bis das Hähnchenfleisch durchgegart ist,
6. Anschließend das Ei in einer Schüssel verquirlen und über das Hähnchen gießen.
7. Eine Minute lang erhitzen, bis das Ei gestockt ist. Danach das Gericht aus der Pfanne nehmen und in die Bentobox füllen.
8. Wasser, Zucker, Mirin und Sojasauce in die heiße Pfanne geben und vermischen während alles kurz erhitzt wird.
9. Die Sauce über den gekochten Reis geben, der ebenfalls in die Bentobox gefüllt wird.
10. Reis und Hähnchen mit frischem Koriander garnieren.

Jap. Eiersalat-Sandwich

Zutaten:

- 1 hartgekochtes Ei
- 2 Scheiben Brot (z.B. Mehrkorn-Toastbrot)
- 1 EL Japanische Mayonnaise
- 1 Prise Zucker
- Salz und Pfeffer
- 1 Möhre
- ½ Apfel
- 30g Mandeln

1. Das Ei pellen und in Würfel schneiden.
2. In einer Schüssel mit der Mayonnaise vermengen. Mit Zucker, Salz und Pfeffer abschmecken.
3. Den Eiersalat auf das Brot streichen und mit der zweiten Scheibe abdecken.
4. Das Sandwich passend zur Bentobox zuschneiden, z.B. diagonal in 2 Rauten.
5. Die Möhre schälen und in handliche Sticks vierteln.
6. Den Apfel waschen, entkernen und in Spalten schneiden.
7. Eiersalat-Sandwich, Möhrensticks, Apfelspalten und Mandeln gemeinsam in der Bentobox anrichten.

Zubereitungszeit:
10 Minuten
1 Portion
vegetarisch

Soboro-Don-Bento

Zutaten:

- 200g Geflügelhackfleisch
- 1 EL Öl
- ½ EL Sake
- ½ TL geriebener Ingwer
- ½ EL Mirin
- 1 EL Sojasauce
- 1 EL Zucker
- 1 Ei
- 1 TL Zucker

Zubereitungszeit:
20 Minuten
1 Portion

1. ½ EL Öl in einer beschichteten Pfanne erhitzen. Das Fleisch darin rundherum unter Rühren anbraten, bis es überall leicht gebräunt ist.
2. Anschließend Sojasauce, Mirin, ½ EL Zucker und Ingwer hinzugeben und alles unter Rühren weiterdünsten, bis die Flüssigkeit vollständig verdampft ist.
3. Das Fleisch beiseitestellen und die Pfanne auswischen.
4. ½ EL Öl darin erhitzen und das Ei währenddessen in einer kleinen Schüssel mit 1 TL Zucker verquirlen.
5. Anschließend die Eiermischung in der heißen Pfanne stocken lassen und mit dem Pfannenwender in kleine Stücke reißen.
6. Fleisch, Ei und eine Portion gekochter Reis werden in einer Bentobox angerichtet. Als aromatische Beilagen eignen sich eingelegter Ingwer, grüne Erbsen und in Streifen geschnittene Noriblätter. Abgerundet wird die Mahlzeit durch eine geschälte Orange.

Lachs mit Misoglasur

Zutaten:

- 200g Lachsfilet mit Haut
- 30g Miso
- 1 EL Mirin
- 1 TL Reisessig
- Salz
- eventuell Frühlingszwiebeln und Chiliflocken als Garnitur

1. Den Backofen auf die Grillstufe aufheizen.
2. Miso, Mirin, Reisessig und wenig Salz in einer Schüssel verrühren.
3. Den Fisch waschen und trockentupfen.
4. Anschließend mit der Hautseite nach unten auf ein mit Backpapier ausgelegtes Backblech legen und 3 Minuten lang unter den Grill schieben.
5. Danach aus dem Ofen nehmen und die Misomasse auf der Oberseite des Fisches verstreichen.
6. Weitere 2 bis 3 Minuten grillen, bis das Fischfilet innen nicht mehr glasig ist und auf der Oberseite leicht bräunt.
7. Tipp: Den Lachs mit Frühlingszwiebeln und Chiliflocken garnieren. Mit einer Portion gekochtem Reis, Spinatsalat und Kastaniengelee zu einer authentisch japanischen Bento-Mahlzeit anrichten.

Zubereitungszeit:
20 Minuten
1 Portion

Hambagu – Jap. Frikadelle

Zutaten:

- 200g Rinderhack
- ¼ Zwiebel
- 2 EL Pankomehl
- 1 kleines Ei
- 30 ml Rotwein
- 1 Prise Muskatnuss
- 1 EL Öl
- ½ EL Worcestershiresauce
- ½ EL Butter
- 1 ½ EL Wasser
- 1 ½ EL Ketchup
- 1 ½ EL Rotwein
- Salz und Pfeffer

Zubereitungszeit:
20 Minuten
2 Portionen

1. ½ EL Öl in einer beschichteten Pfanne erhitzen und die gewürfelte Zwiebel darin glasig dünsten.
2. Die Zwiebel in einer Schüssel mit dem Fleisch, Ei, Pankomehl, Muskat, Pfeffer und Salz vermengen.
3. Aus der Fleischmasse 2 Patties formen.
4. Anschließend das restliche Öl in einer beschichteten Pfanne erhitzen und die Hamburger darin von beiden Seiten jeweils 5 Minuten lang anbraten.
5. Mit 30 ml Rotwein ablöschen und weitergaren, bis die Flüssigkeit vollständig verdampft ist.
6. Die gegarten Hamburger aus der Pfanne nehmen, um darin Worcestershiresauce, Butter, Wasser, Rotwein, Ketchup, Pfeffer und Salz zu einer Sauce zu mischen.
7. Köcheln lassen, bis der Alkohol verflogen ist.
8. Die einreduzierte Sauce über die Hamburger träufeln und jeweils einen mit einer Portion Reis in eine Bentobox packen.
9. Tipp: Hier passt 1 TL Furikake-Gewürz zum Reis sowie Selleriestangen, ½ Maiskolben und Cherrytomaten als Beilage.

Tofu-Geschnetzeltes

Zutaten:

- 200g fester Tofu
- ½ TL Chinesisches Fünfgewürz
- 2 EL Maisstärke
- 5 Shiitakepilze
- 3 Frühlingszwiebeln
- ½ Paprika
- 100g Zuckererbsen
- 1 kleine Karotte
- 1 kleine rote Zwiebel
- 2 EL Erdnussöl

Sauce:

- 2 Knoblauchzehen
- ½ TL geriebener Ingwer
- 120ml Mirin
- 3 EL Sojasauce
- 2 EL Hoisin-Sauce
- 1 TL Honig
- ½ TL Chiliflocken
- ½ TL Sesamöl 3 EL Sojasauce
- 2 EL Hoisin-Sauce
- 1 TL Honig
- ½ TL Chiliflocken
- ½ TL Sesamöl

Zubereitungszeit:
30 Minuten
1 Portion
vegan

1. Für die Sauce sämtliche Zutaten in einer Schüssel vermischen. Für das Bento benötigen Sie im Anschluss nicht die gesamte Menge. Der Rest hält sich in einem luftdicht verschlossenen Gefäß im Kühlschrank eine Woche lang und dient zum Verfeinern weiterer Gerichte.
2. Den Tofu in Würfel schneiden und die Maisstärke mit dem Fünfgewürz in einer Schüssel vermengen.
3. Anschließend die Tofuwürfel darin wenden, bis sie rundherum mit Stärke bestäubt sind.
4. Das Erdnussöl in einer beschichteten Pfanne erhitzen und den Tofu darin wenige Minuten lang anbraten, bis er eine goldbraune Farbe annimmt.
5. Die gebratenen Tofuwürfel auf Küchenpapier abtropfen lassen und das restliche Öl in der Pfanne belassen.
6. Die Zwiebel schälen und in feine Ringe schneiden, die Paprika würfeln und die Frühlingszwiebeln putzen und in Ringe zerteilen.
7. Die Karotte schälen und raspeln; die Pilze mit Küchenpapier säubern und in mundgerechte Stücke schneiden.
8. Im heißen Öl zunächst die Zwiebeln andünsten, dann die Pilze hinzufügen.
9. Nach 2 Minuten Garen unter Rühren auch die restlichen Gemüse mit in die Pfanne geben und dünsten, bis sie bissfest gegart sind.
10. Schließlich die Tofuwürfel unter das Gemüse mischen und etwa 100ml der vorbereiteten Sauce hinzugeben.
11. Das Tofu-Geschnetzelte in eine Bento-Box füllen. Für eine sehr sättigende Mahlzeit eventuell etwas gekochten Reis daneben platzieren.

Honighähnchen

Zutaten:

- 3-4 Hähnchen-Unterschenkel
- 2 EL Honig
- 2 EL Sojasauce
- 1 EL Sake
- Salz und Pfeffer

1. Das Fleisch waschen und trockentupfen. Anschließend mit einer Gabel rundherum einstechen.
2. Honig, Sojasauce und Sake in einem Gefrierbeutel mischen.
3. Das Fleisch salzen und pfeffern und in den Beutel mit der Marinade geben.
4. Anschließend gut verschließen und im Kühlschrank durchziehen lassen. Mindestens 30 Minuten - am besten über Nacht.
5. Am Folgetag den Backofen auf 220 Grad vorheizen und die Hähnchenschenkel in eine feuerfeste Form legen.
6. Die restliche Marinade darüberträufeln und die Schenkel etwa 20 Minuten lang backen, bis sie knusprig sind.
7. Tipp: Die Hähnchenschenkel mit Onigiri (Reisbällchen), Tamagoyaki (Japanisches Omelette) sowie saisonalem Gemüse und Obst in einer Bentobox anrichten.

Zubereitungszeit:
30 Minuten
1 Portion

Kokos-Lachs-Bento

Zutaten:

- 200g Lachsfilet
- 1 TL Kokosöl
- 1 TL rote Currypaste
- ¼ TL Srirachasauce
- ½ TL Sojasauce
- ½ TL Fischsauce
- 1 TL Agavensirup
- 1 Spritzer Limettensaft
- 80g Reis
- 100ml Wasser
- 60ml Kokosmilch
- 2 EL Kokosflocken

Zubereitungszeit:
45 Minuten
1 Portion

1. Das Lachsfilet waschen und in 1 bis 2 Zentimeter starke Würfel schneiden.
2. Die restlichen Zutaten vermengen und in einen Gefrierbeutel geben.
3. Anschließend die Lachswürfel mit in die Tüte füllen und alles gut durchmischen. Den Beutel sorgfältig verschließen.
4. Den Fisch in der Marinade etwa 30 Minuten lang im Kühlschrank durchziehen lassen.
5. Währenddessen den Reis zubereiten: Dafür Wasser und Kokosmilch in einem Topf aufkochen und den Reis einstreuen.
6. Bei mittlerer Hitze 15 bis 20 Minuten lang köcheln lassen; bei Bedarf weitere Flüssigkeit hinzugeben.
7. Die Kokosflocken in einer Pfanne ohne Fett anrösten und nach dem Garen unter den Reis mischen.
8. Zum Schluss den Lachs aus dem Beutel herausnehmen und auf Holzspieße stecken.
9. In einer Grillpfanne 5 bis 7 Minuten lang rundherum anbraten.
10. Die Lachsspieße zusammen mit dem Kokosreis in einer Bentobox anrichten.

Marinierter Tofu

Zutaten:

- 125g Tofu
- 2 EL Sojasauce
- 1 TL geriebener Ingwer
- 1 EL gerösteter Sesam
- 1 Frühlingszwiebel
- 150g gekochter Reis
- Saisonales Gemüse und Obst

1. Den Tofu in Würfel schneiden und in ein Fach der Bentobox füllen.
2. Die Sojasauce über den Tofu träufeln und den geriebenen Ingwer darüber verteilen.
3. Die Frühlingszwiebel putzen und in feine Ringe schneiden.
4. Anschließend gemeinsam mit dem gerösteten Sesam als Garnitur über die Tofuwürfel streuen.
5. Die Bentobox mit Reis, Gemüse und Obst ergänzen.
6. Tipp: Je früher Sie die Bentobox vorbereiten, desto mehr Zeit hat der Tofu, die Aromen der Marinade aufzunehmen.

Zubereitungszeit:
10 Minuten
1 Portion
vegan

Asia-Mini-Kohlrouladen

Zutaten:

- 6 kleine Chinakohlblätter
- 1 kleine Zwiebel
- 2 EL Pankomehl
- 180g gemischtes Hackfleisch
- 350ml Dashibrühe
- 1 TL geriebener Ingwer
- ½ EL Sojasauce
- Salz und Pfeffer

Zubereitungszeit:
30 Minuten
1 Portion

1. Die Kohlblätter kurz in kochendem Wasser blanchieren.
2. Anschließend die dicke Mittelrippe herausschneiden und fein würfeln.
3. Die Zwiebel schälen und ebenfalls in feine Würfel schneiden.
4. In einer Schüssel Hackfleisch, Chinakohlwürfel, Zwiebelwürfel, Sojasauce, Ingwer, Salz und Pfeffer zu einer homogenen Masse mischen.
5. Je einen Löffel davon abnehmen und zu einem Bällchen rollen - insgesamt soll es 6 ergeben.
6. Die Fleischbällchen je in ein blanchiertes Chinakohlblatt wickeln und in einen Topf setzen.
7. Anschließend mit Dashibrühe aufgießen und auf mittlerer Temperatur etwa 20 Minuten lang garen.
8. Tipp: Mit einer Portion Reis, roher Kohlrabi und Möhren sowie einem Fruchtjoghurt füllen die Mini-Rouladen eine leckere Bentobox.

Tamagoyaki – japanisches

Zutaten:

- 1 großes Ei
- ¼ Noriblatt
- 1 Prise Zucker

1. Tipp: Um eine authentische Form zu erreichen, brät man Tamagoyaki in einer eckigen beschichteten Pfanne.
2. Das Ei mit dem Zucker verquirlen, bis es schaumig wird.
3. Die beschichtete Pfanne erhitzen und die Eiermischung hineingießen.
4. Warten, bis das Ei zur Hälfte gestockt ist und dann das Noriblatt auf die Eiermasse legen.
5. Das Omelett wird nun von einer Seite her zu einer Rolle aufgerollt und dabei fertiggegart.
6. Zum Servieren schneidet man Tamagoyaki in Scheiben, damit das grüne Noriblatt im Ei ein Spiralmuster ergibt.
7. Tipp: Wer es gehaltvoller mag, toppt das Noriblatt zusätzlich mit Frühstücksspeck, Frühlingszwiebeln und Käse. Das japanische Omelett passt in der Bentobox zu Reis, geräuchertem Fisch, Rohkost und frischem Obst.

Zubereitungszeit:
5 Minuten
1 Portion
vegetarisch

Kürbisbento

Zutaten:

- 200g Hokkaido-Kürbis
- 1 EL Sojasauce
- 2 TL Zucker
- 80ml Dashi- oder Gemüsebrühe
- 150g gekochter Reis
- Saisonales Gemüse und Obst

1. Den Kürbis von seinen Kernen befreien und würfeln. Hokkaido-Kürbis muss nicht geschält werden - seine Schale wird beim Kochen weich und genießbar.
2. Die Kürbiswürfel mit Brühe, Sojasauce und Zucker in einen Topf geben und aufkochen lassen.
3. Anschließend etwa 15 Minuten lang dünsten lassen, sodass der Kürbis weich wird und die Flüssigkeit vollständig verdunstet.
4. Falls es zwischendurch am Topfboden ansetzen sollte, etwas mehr Brühe zugießen.
5. Den Kürbis mit gekochtem Reis und weiteren Beilagen in einer Bentobox arrangieren.

Zubereitungszeit:
20 Minuten
1 Portion
vegan

Schweinefleisch-Shirataki

Zutaten:

- 200g Schweinefleisch (Rücken)
- 100g Shirataki-Nudeln
- 1 Zentimeter frische Ingwerwurzel
- 2 EL Sojasauce
- 1 TL Chiliflocken
- 1 TL Maisstärke
- 1 Knoblauchzehe
- 1 EL Hoisinsauce
- 1 TL Honig
- 1 TL Sesamöl
- 1 gelbe Paprikaschote
- 1 kleine Zwiebel
- Salz und Pfeffer

Zubereitungszeit:
25 Minuten
Plus Marinierzeit
1 Portion

1. Das Fleisch in mundgerechte Würfel zerteilen.
2. In einer Schüssel Sojasauce, Hoisinsauce, Sesamöl und Honig verrühren.
3. Ingwer schälen und dazureiben. Den Knoblauch dazupressen und die Chiliflocken einrühren.
4. Das Fleisch mit der Marinade vermengen und abgedeckt im Kühlschrank durchziehen lassen. Am besten über Nacht.
5. Am Folgetag etwas Pflanzenöl in einer Pfanne erhitzen und das marinierte Fleisch darin anbraten. Bei mittlerer Hitze etwa 5 bis 10 Minuten garen, bis das Fleisch vollständig durchgegart ist.
6. Die restliche Marinade aus der Schüssel mit der Maisstärke vermengen und mit in die Pfanne geben.
7. Alles gut vermengen und weitere 2 bis 3 Minuten lang erhitzen.
8. Die Shirataki-Nudeln aus der Packung nehmen und abspülen.
9. Unter das Fleisch und das Gemüse mischen und kurz heiß werden lassen.
10. Das Gericht in eine Bentobox umfüllen und nach Belieben mit etwas Rohkost, Obst oder einem Nachtisch ergänzen.

Asiatische Fleischbällchen

Zutaten:

- 100g Rinderhack
- 2 Frühlingszwiebeln
- ½ TL Knoblauchpulver
- 4 EL Teriyakisauce
- 1 TL geriebener Ingwer
- 150g gekochter Reis
- ½ Paprika
- 1 Kakifrucht

1. Den Backofen auf 180 Grad vorheizen.
2. Währenddessen das Fleisch mit Ingwer, Knoblauch, Teriyakisauce und den in Ringe geschnittenen Frühlingszwiebeln vermengen.
3. Aus dem Hackfleisch kleine Bällchen formen.
4. Die Hackbällchen in einer feuerfesten Form etwa 15 bis 20 Minuten backen.
5. Anschließend 5 Minuten abkühlen lassen, bevor sie mit Reis, Paprika und Kaki in einer Bentobox arrangiert werden.

Zubereitungszeit:
30 Minuten
1 Portion

Schweinebauch in Sake-Ingwer

Zutaten:

- 1kg Schweinebauch
- 100g brauner Rohrzucker
- ½ Liter Sake
- 100ml dunkle Sojasauce
- 1 Liter Dashi-Brühe
- 3 Zentimeter Ingwerwurzel

Zubereitungszeit:
3 Stunden
4 Portionen

1. Hinweis: Zwar benötigt dieses Rezept mehr Zeit in der Zubereitung, es spart sie jedoch im Anschluss: Das zarte Fleisch, ähnlich wie Pulled Pork, hält sich nach der Zubereitung in einer luftdichten Tupperdose im Kühlschrank lange frisch. So kann es als Salatbeilage, Sandwichbelag oder einfach solo in der Bentobox genossen werden.
2. Den Schweinebauch in einen Kochtopf geben und mit Wasser bedecken. Etwa 100ml Sake zugeben und alles aufkochen lassen.
3. Anschließend die Hitze reduzieren und 60 Minuten lang köcheln lassen.
4. Nach 60 Minuten das Fleisch aus dem Sud nehmen und mit einem scharfen Messer das Fett abschneiden.
5. Den Topf säubern und das Fleisch wieder hineinlegen. Jetzt den übrigen Sake, die Dashibrühe und den in Scheiben geschnittenen Ingwer mit hinzugeben.
6. Die Flüssigkeit aufkochen lassen und die Temperatur reduzieren.
7. Dann den Zucker hinzufügen und alles weitere 60 Minuten simmern lassen.
8. Zum Schluss die Sojasauce hinzugeben und alles nochmals 60 Minuten lang auf kleiner Flamme köcheln lassen.

Sesamrind mit Karotten

Zutaten:

- 100g Rindfleisch (z.B. Hüftsteak)
- 1 TL Mirin
- 3 TL Sesamöl
- 1 TL Sojasauce
- ½ TL brauner Zucker
- 2 Karotten
- 1 TL Sesamsamen
- ½ EL Sojasauce
- 1 Prise Chiliflocken

1. Das Fleisch in sehr dünne Streifen schneiden.
2. 1 TL Sojasauce, 1 TL Sesamöl, braunen Zucker und Mirin zu einer Marinade vermischen und das Fleisch damit beträufeln.
3. Etwa 10 Minuten marinieren lassen und währenddessen die Karotten schälen und in dünne Streifen schneiden.
4. 1 TL Sesamöl in einer Pfanne erhitzen und das marinierte Fleisch darin etwa 5 Minuten lang braten, bis es gar ist und leicht bräunt.
5. Das Fleisch beiseitestellen und einen weiteren Teelöffel Öl in der Pfanne erhitzen.
6. Jetzt die Karottenstreifen darin andünsten und mit ½ EL Sojasauce und den Sesamsamen verfeinern.
7. Die Karotten etwa 5 Minuten lang garen und gemeinsam mit dem Fleisch, 150g gekochtem Reis, etwas Obst und einem Dessert in die Bentobox füllen.

Zubereitungszeit:
20 Minuten
1 Portion

Tortilla-Pizza-Bento

Zutaten:

- 1 Weizentortilla
- 3 EL Mozzarella, gerieben
- 2 EL Tomatensauce
- 1 Handvoll Babyspinat
- 75g Blumenkohl
- 75g Gurke
- 2 EL Ranchdressing oder Sylter Salatdressing
- 150g Wassermelone

Zubereitungszeit:
15 Minuten
1 Portion
vegetarisch

1. Die Pizzasauce auf die Tortilla streichen und den Spinat darüber verteilen.
2. Den geriebenen Mozzarella gleichmäßig über die belegte Tortilla streuen.
3. Auf einen mikrowellengeeigneten Teller legen und etwa 45 Sekunden lang auf höchster Stufe in der Mikrowelle erhitzen.
4. Dabei sollte der Käse schmelzen und der Spinat garen. Die Tortilla sollte jedoch nicht austrocknen.
5. Anschließend die Tortilla aufrollen und in eine Bentobox legen.
6. Den Blumenkohl in Röschen zerteilen, die Gurke in Scheiben schneiden und die Wassermelone schälen und würfeln.
7. Blumenkohlröschen, Gurkenscheiben und Melonenwürfel um die Tortilla herum anrichten.
8. Das Dressing in ein kleines verschließbares Gefäß füllen und mit in die Bentobox packen.

Polenta-Bento-Box

Zutaten:

- o 125g Polenta (Maisgries)
- o 500ml Wasser oder Milch
- o 1 Knoblauchzehe
- o 30g Parmesan
- o 1 ½ EL Butter
- o Olivenöl
- o Salz und Pfeffer
- o 50ml Tomatensauce
- o Eine Rispe Trauben
- o 2 Stangen Sellerie

Zubereitungszeit:
20 Minuten
Plus Kühlzeit
1 Portion
vegetarisch

1. Wasser oder Milch in einem Topf aufkochen lassen und die Polenta einrühren.
2. Einmal aufwallen lassen und dann die Hitze reduzieren. Unter Rühren etwa 10 Minuten köcheln lassen; währenddessen mit der durchgepressten Knoblauchzehe sowie Salz und Pfeffer verfeinern.
3. Zum Schluss den geriebenen Parmesan und die Butter untermischen.
4. Den Maisbrei in eine Form streichen, sodass eine etwa 3 Zentimeter hohe Schicht entsteht.
5. Anschließend kühl stellen, bis der Brei eine feste Konsistenz erlangt hat, die sich schneiden lässt. Wer die Polenta als Lunchbox essen will, bereitet sie am besten am Vorabend bis zu diesem Schritt hin vor.
6. Aus der festen Polenta werden nun Quadrate geschnitten, die in einer beschichteten Pfanne in wenig Olivenöl von beiden Seiten goldbraun gebraten werden.
7. Die gebratenen Polentaschnitten mit Tomatensauce, Trauben und Sellerie in einer Bento-Box arrangieren.

Thunfisch-Wrap-Bento

Zutaten:

- 1 Dose Thunfisch
- 2 Weizentortillas
- ¼ Gurke
- 3 EL Mayonnaise
- 1 EL Zitronensaft
- 1 Karotte
- 2 Salatblätter
- ½ Avocado
- ½ Apfel
- Einige Mandeln

1. Gurke und Karotte schälen und auf einer Gemüsereibe fein raspeln.
2. Den Thunfisch abtropfen und mit der Gabel zerpflücken.
3. Gurken- und Karottenraspeln mit Thunfisch, Zitronensaft und 2 EL Mayonnaise zu einem Salat vermengen.
4. Die Tortillas mit der restlichen Mayonnaise bestreichen und jeweils ein Salatblatt darauflegen.
5. Die Avocado in Spalten schneiden und ebenfalls auf den Tortillas verteilen.
6. Schließlich die Thunfischmischung je zur Hälfte auf die Tortillas geben und beide zu Wraps aufrollen.
7. Die Wraps halbieren und mit einigen Apfelspalten und einer Handvoll Mandeln in einer Bentobox anrichten.

Zubereitungszeit:
15 Minuten
1 Portion

Fried-Chicken-Bento

Zutaten:

- 200g Hähnchenbrust bzw. Hähnchenschenkel (ausgelöst) mit Haut
- 1 EL Weizenmehl
- 1 EL Maismehl
- 1 kleines Ei
- 1 TL Sesamöl
- 2 TL Sojasauce
- 3 TL Sake
- ½ Knoblauchzehe
- ½ cm Ingwerwurzel
- Salz und Pfeffer
- Erdnussöl zum Frittieren
- 150g gegarter Reis
- Gemüse der Saison

Zubereitungszeit:
60 Minuten
1 Portion

1. Den Ingwer schälen und reiben, den Knoblauch durchpressen.
2. Ingwer, Knoblauch, Sake, Sojasauce, Sesamöl, Mirin, Salz und Pfeffer in einen Gefrierbeutel geben und vermischen.
3. Das Hähnchenfleisch in mundgerechte Stücke zerteilen und zu der Marinade in den Gefrierbeutel geben.
4. Gut verschließen und im Kühlschrank etwa 30 Minuten durchziehen lassen.
5. Anschließend das Ei aufschlagen und ebenfalls in den Gefrierbeutel füllen, sowie das Weizen und das Maismehl hinzufügen.
6. Gut verschließen und durchkneten, bis sich Ei, Mehl und Marinade im Beutel zu einem Teig verbinden. Falls die Masse zu flüssig gerät, noch etwas Mehl hinzugeben.
7. Erdnussöl in einer Fritteuse oder einem Topf erhitzen.
8. Die Hähnchenstücke im Backteig portionsweise darin frittieren. Tipp: Wer Fett einsparen will, nutzt eine Heißluftfritteuse zur Zubereitung.
9. Die frittierten Hähnchenstücke mit gegartem Reis und etwas saisonalem Gemüse in einer Bentobox anrichten.

Gemüse-Frittata

Zutaten:

- 1 EL Olivenöl
- 1 kleine Zucchini
- 1 kleine rote Paprika
- ½ Knoblauchzehe
- 2 Eier
- 30g geriebener Bergkäse
- Salz und Pfeffer

1. Die Zucchini auf einer Gemüsereibe raspeln und die Paprika in kleine Würfel schneiden.
2. ½ EL Öl in einer kleinen Pfanne erhitzen und das Gemüse darin etwa 5 Minuten lang andünsten. Den Knoblauch hinzupressen und alles mit Salz und Pfeffer abschmecken.
3. Während das Gemüse dünstet, die Eier mit ½ EL Olivenöl, dem Bergkäse sowie Salz und Pfeffer in einer Schüssel verquirlen.
4. Das Gemüse flach auf dem Boden der Pfanne verteilen und die Eiermischung darübergießen.
5. Einen Deckel aufsetzen und alles bei niedriger Temperatur etwa 10 Minuten stocken lassen.
6. Für die Bentobox wird die Gemüsefrittata geviertelt und mit einer Portion Reis, Bulgur oder Quinoa, etwas eingelegtem Gemüse und etwas Obst in der Box arrangiert.

Zubereitungszeit:
15 Minuten
1 Portion
vegetarisch

Gebackene Shrimps

Zutaten:

- 3 große Shrimps
- 2 EL Speisestärke
- 1 kleines Ei
- 5 EL Pankomehl
- Salz und Pfeffer
- Pflanzenöl zum Ausbacken

1. Die Shrimps am Rücken aufschneiden und den dunklen Darm herausziehen.
2. Anschließend waschen und trockentupfen.
3. Das Ei in einer flachen Schüssel verquirlen. Panko und Speisestärke ebenfalls in separate flache Schälchen füllen.
4. In einer Pfanne reichlich Öl zum Ausbacken erhitzen. Es sollte mindestens 1,5 Zentimeter hoch stehen.
5. Anschließend die Shrimps rasch zuerst in Speisestärke, dann in Ei und schließlich in Pankomehl wälzen.
6. Die Shrimps auf jeder Seite etwa 30 Sekunden lang im heißen Öl ausbacken, bis sie goldbraun sind.
7. Tipp: Gemeinsam mit etwas gekochtem Reis, Coleslaw oder japanischem Kartoffelsalat in einer Bentobox anrichten. Ketchup und Mayonnaise sind beliebte Dips zu den gebackenen Shrimps.

Zubereitungszeit:
20 Minuten
1 Portion

Portobello-Pizza-Bento

Zutaten:

- 1 bis 2 große Portobello-Champignons
- 1 kleine Zucchini
- ½ Paprika
- 1 Handvoll Babyspinat
- 3 milde Peperoni
- 60g Käse (z.B. Cheddar)
- ½ Maiskolben, gegart
- 80g frische Kirschen
- ¼ Gurke

Zubereitungszeit:
20 Minuten
1 Portion
vegetarisch

1. Die Zucchini auf einer Gemüsereibe fein raspeln.
2. Paprika vom Kerngehäuse befreien und in kleine Würfel schneiden.
3. Den Spinat waschen und gründlich trockenschleudern.
4. Die Peperoni in Ringe schneiden.
5. Anschließend Zucchini, Paprika, Peperoni und Spinat in einer Schüssel vermengen.
6. Die Portobellopilze von den Stielen befreien und mit einem Löffel die Lamellen auf der Unterseite der Köpfe herausschaben.
7. Die Pilze auf ein mit Backpapier ausgelegtes Backblech legen und mit der Gemüsemischung füllen.
8. Zum Schluss den Käse über die Gemüsemasse reiben und die gefüllten Pilze im auf 200 Grad vorgeheizten Ofen etwa 10 bis 15 Minuten lang backen.
9. Anschließend mit dem halben Maiskolben und den Kirschen in eine Bentobox packen.

Lachs-Shrimp-Salat

Zutaten:

- 200g Shrimps, gekocht
- 70g Räucherlachs
- 3 getrocknete Tomaten
- 2 Frühlingszwiebeln
- 1 Knoblauchzehe
- 2 EL Olivenöl
- ½ TL Oregano
- Salz und Pfeffer
- eine Handvoll Salat (z.B. Romana-Salat)

1. Die Tomaten hacken, den Knoblauch durchpressen.
2. Den Räucherlachs in mundgerechte Stücke schneiden.
3. Die Frühlingszwiebeln putzen und in Ringe schneiden.
4. In einer Schüssel Shrimps, Räucherlachs, Tomaten, Zwiebeln, Knoblauch, Oregano, Öl, Salz und Pfeffer vermengen.
5. Abgedeckt in den Kühlschrank stellen und einige Stunden lang oder über Nacht durchziehen lassen.
6. Beim Befüllen der Bentobox zunächst einige Salatblätter auf dem Boden der Box platzieren und den Lachs-Shrimp-Salat darauf anrichten.
7. Tipp: Der Salat schmeckt zu einem gekochten Ei, einigen Scheiben Knoblauchbrot und frischem Obst als Dessert.

Zubereitungszeit:
10 Minuten
Plus Ziehzeit
1 Portion

Erdnussbutter-Wrap

Zutaten:

- 1 Vollkorntortilla
- 2 EL Erdnussbutter
- 1 große Banane
- Als Beilagen:
- 1 Karotte
- 2 Selleriestangen
- 1 Kiwi
- Eine Handvoll Blaubeeren

1. Die Tortilla mit Erdnussbutter bestreichen.
2. Die Banane schälen und im Ganzen auf die Erdnussbutterseite der Tortilla legen. Anschließend die Tortilla um die Banane herum aufrollen.
3. Die Rolle ähnlich wie Sushi in mehrere Stücke schneiden und mit der Schnittfläche nach unten bzw. oben in die Bentobox stellen.
4. Tipp: Diese Bento-Mahlzeit ist ideal für Kinder. Ergänzen Sie sie mit einigen Karottensticks, Sellerie, 1 Kiwi und einer Handvoll Blaubeeren.

Zubereitungszeit:
10 Minuten
1 Portion
vegan

Thunfisch-Sandwich

Zutaten:

- o 3 Scheiben Mehrkorn-Sandwichbrot
- o 1 Dose Thunfisch
- o 1 EL (japanische) Mayonnaise
- o ½ TL Dijonsenf
- o 1 TL Kapern
- o ¼ Gurke
- o 1 kleine Möhre

Zubereitungszeit:
20 Minuten
1 Portion

1. Die Brotscheiben entrinden und mit einem Nudelholz dünn auswalzen.
2. Die Kapern hacken und gemeinsam mit Thunfisch, Mayonnaise und Senf zu einer gleichmäßigen Masse vermengen.
3. Die Gurke schälen, halbieren und entkernen. In etwa 1 Zentimeter starke Sticks schneiden. Die Möhre Schälen und in eine ähnliche Form bringen.
4. Anschließend die Brotscheiben dünn mit Mayonnaise bestreichen und die Thunfischmischung gleichmäßig darauf verteilen. An einer Schmalseite etwa 2 Zentimeter freilassen.
5. Parallel zur schmalen Kante jeweils einen Gurken- und Möhrenstick auf jede Brotscheibe legen und diese aufrollen wie eine Sushirolle. Die freigelassene Kante dient dabei dem Abschluss.
6. Bei Bedarf mit kleinen Spießen aus Holz oder Kunststoff verschließen.
7. Tipp: Wer keine Lust auf das aufwendige Rollen hat, verteilt die Thunfischfüllung auf getoastetem Sandwichbrot und isst die Gurken und Möhrensticks einfach dazu.

Spargel-Bacon-Bento

Zutaten:

- 2 Stangen grüner Spargel
- 2 dicke Scheiben Bacon
- 2 EL Mirin
- 1 EL Sake
- 1 TL Olivenöl
- 1 ½ TL Sojasauce
- 1 Ei
- 2 TL Zucker
- Salz und Pfeffer
- 150g gegarter Reis
- einige Salatblätter

Zubereitungszeit:
10 Minuten
1 Portion

1. Den Bacon und den Spargel jeweils in 2 Hälften teilen.
2. Die Spargelstangen in ein mikrowellengeeignetes Gefäß geben und mit 1 EL Wasser etwa 2 Minuten in der Mikrowelle garen.
3. Anschließend mit je einer Scheibe Bacon umwickeln.
4. Das Olivenöl in einer Pfanne erhitzen.
5. Das Ei mit Salz und Pfeffer verquirlen und in der Pfanne zu Rührei stocken lassen.
6. Anschließend beiseitestellen und die mit Bacon umwickelten Spargelstangen in die heiße Pfanne legen.
7. Rundherum anbraten, bis der Bacon beginnt zu bräunen.
8. Mit Sake ablöschen und eine weitere Minute lang köcheln lassen.
9. Sojasauce, Mirin und Zucker verrühren und über die Spargelstangen in der Pfanne gießen.
10. Eine Bentobox mit gegartem Reis, den Bacon-Spargelstangen, dem Rührei und einigen Salatblättern anrichten.

Erdnuss-Reispapierrollen

Zutaten:

- 4 kleine Blätter Reispapier
- 1 Handvoll Mungobohnensprossen
- 1 kleine Möhre
- ¼ Bund frischer Koriander
- ¼ Avocado
- 30g Cashewnüsse
- 2 Blätter Eisbergsalat
- 1 EL Erdnussbutter
- 2 EL Hoisinsauce
- 1 ½ EL Reisessig
- 1 Knoblauchzehe
- 1 kleine Chilischote

Zubereitungszeit:
10 Minuten
1 Portion
vegan

1. Zuerst das Gemüse vorbereiten: Die Salatblätter grob zerkleinern, die Karotte schälen und zu dünnen Sticks schneiden sowie die Avocado in 4 Spalten teilen.
2. Den Koriander waschen und zerpflücken.
3. Anschließend eine flache Schüssel mit heißem Wasser für die Reisblätter füllen.
4. Die Blätter kurz einweichen und dann auf eine Arbeitsplatte legen.
5. Auf das untere Viertel des Blattes etwas Salat, einige Karottensticks, eine Avocadospalte, einige Cashewkerne, Mungobohnensprossen und Koriander legen.
6. Die Ränder des Blattes über der Füllung einschlagen und es zu einer Rolle aufwickeln.
7. Mit den anderen 3 Reisblättern genauso verfahren.
8. Zum Schluss Erdnussbutter, Hoisinsauce, Essig, gehackten Chili und durchgepressten Knoblauch zu einer Sauce verrühren.
9. Wenn die Konsistenz zu fest ist, etwas heißes Wasser unterrühren.
10. Tipp: Die Reispapierrollen ziehen sich beim Trocknen leicht zusammen. Werden sie am Morgen vorbereitet und in eine Bentobox gepackt, lassen sie sich am Mittag essen, ohne dass sie sich am Rand öffnen und das Gemüse herausfällt.

Schwarze Bohnen Burger

Zutaten:

- 180g schwarze Bohnen (Dose)
- 120g Hähnchenfleisch, gegart
- 2 EL Sojasauce
- 2 EL Japanische Mayonnaise
- Ein Hamburgerbrötchen
- 1 kleine Tomate
- 1/8 Gurke
- Salz und Pfeffer

1. Die Bohnen abtropfen lassen und in einen Standmixer füllen.
2. Zu einer glatten Konsistenz pürieren und in eine Schüssel umfüllen.
3. Das Hähnchenfleisch mit einer Gabel zerpflücken und zusätzlich mit einem scharfen Messer feinhacken.
4. Bohnen, Hähnchen, Sojasauce und Mayonnaise zu einer homogenen Masse vermengen.
5. Mit Salz und Pfeffer abschmecken.
6. Das Burgerbrötchen halbieren und die Bohnen-Hähnchenmischung darauf verteilen.
7. Die Tomate und die Gurken in Scheiben schneiden und darauf verteilen.
8. Anschließend die obere Brötchenhälfte aufsetzen.
9. Mit etwas Obst und einer Handvoll Nüsse in eine Bentobox packen.

Zubereitungszeit:
20 Minuten
1 Portion

Falafel mit Tahinisauce

Zutaten:

- ½ Dose Kichererbsen
- 1 Zweig Koriander
- 1 Zweig Petersilie
- 1 Knoblauchzehe
- ½ TL Salz
- 1 Prise Chili
- ½ TL Kreuzkümmel
- ½ TL Backpulver
- 2 EL Mehl
- Für die Sauce:
- 2 EL Tahini (Sesammus)
- 2 EL warmes Wasser
- 1 EL Zitronensaft
- 1 Prise Salz
- 1 Zweig Petersilie

Zubereitungszeit:
20 Minuten
1 Portion

1. Die Kichererbsen abtropfen lassen und in einen Standmixer füllen.
2. Mit Koriander, Petersilie, Kreuzkümmel, Chili, Salz und Knoblauch zerkleinern, bis eine homogene Masse aber kein Püree entstanden ist,
3. Die Masse im Mixer mit Mehl und Backpulver bestäuben und erneut durchmixen.
4. In einer Pfanne etwas Pflanzenöl erhitzen.
5. Ein walnussgroßes Stück des Kichererbsenteigs zu einer Kugel rollen und diese rundherum anbraten. Fällt der "Testfalafel" beim Braten auseinander, muss dem Restteig noch etwas Mehl zugefügt werden.
6. Den gesamten Kichererbsenteig in kleine Bällchen formen und diese 4 bis 6 Minuten lang rundherum anbraten, bis sie eine goldbraune Kruste entwickeln.
7. Für die Sauce Tahini, Wasser, Zitronensaft, Salz und Petersilie etwa 30 Sekunden lang gemeinsam im Standmixer pürieren.
8. Die Falafel in einer Bentobox gemeinsam mit der Tahinisauce anrichten. Dazu passt Rohkost aus Paprika und Möhren sowie Pitabrot.

Roastbeef-Röllchen

Zutaten:

- 120g Roastbeef – dünn aufgeschnitten
- 1-2 grüne Spargelstangen
- 25g Speisestärke
- 1 EL Pflanzenöl
- Salz und Pfeffer

1. Die Spargelstange in 3 Teile schneiden.
2. Das Roastbeef auf der Arbeitsfläche ausbreiten und je einen Spargelabschnitt in eine Fleischscheibe rollen.
3. Die Röllchen in Speisestärke wälzen, während das Öl in einer beschichteten Pfanne heiß wird.
4. Anschließend die Spargelröllchen ins heiße Öl setzen und rundherum anbraten, bis das Fleisch leicht bräunt.
5. Tipp: Gemeinsam mit Reisbällchen (Onigiri), Edamame, einer Orangen, einigen Trauben und einigen Kirschtomaten in eine Bentobox packen.

Zubereitungszeit:
15 Minuten
1 Portion

Mini-Quiche-Bento

Zutaten:

- 2 Eier
- 2 EL Milch
- 50g Spinat
- 40g Schnittkäse
- 2 Scheiben Bacon
- Salz und Pfeffer

1. Den Backofen auf 200 Grad vorheizen.
2. Den Bacon in einer Pfanne ohne Fett anbraten, bis er knusprig ist. Anschließend in kleine Stücke hacken.
3. Den Spinat ebenfalls fein schneiden und in eine Schüssel geben.
4. Mit den Speckstücken, Milch, Eiern und geriebenem Käse vermischen.
5. Die Mischung salzen und pfeffern, bevor sie in die Mulden einer Silikon-Mini-Muffinform gefüllt wird.
6. Im vorgeheizten Backofen etwa 15 Minuten backen, bis das Ei vollständig gestockt ist.
7. Tipp: Die Mini-Quiches passen zu ein paar Vollkorncrackern, etwas Guacamole und frischem Obst und Gemüse in eine Bentobox.

Zubereitungszeit:
30 Minuten
1 Portion

Pastrami-Sandwich

Zutaten:

- 2 EL Mayonnaise
- 1 TL Chilisauce
- 1 TL Meerrettich
- einige Tropfen Tabasco
- einige Tropfen Worcestershiresauce
- 1 Prise
- Zwiebelpulver
- 1 Prise Paprikapulver
- Salz
- 1 Handvoll Weißkohl
- 2 Scheiben Sandwichbrot (Roggen)
- 100g Pastrami
- 1 Scheibe Käse (z.B. Emmentaler)

Zubereitungszeit:
10 Minuten
1 Portion

1. Den Weißkohl dünn raspeln.
2. Mayonnaise, Chilisauce, Tabasco, Worcestershiresauce, Meerretich, Zwiebelpulver und Paprikapulver mischen. Mit Salz abschmecken.
3. Die Sauce mit dem Weißkohl vermengen - bei Bedarf etwas mehr Mayonnaise hinzufügen.
4. Die Brotscheiben toasten und dünn mit etwas Mayonnaise bestreichen.
5. Zunächst die Pastrami, dann den Käse und schließlich den Weißkohl mit Sauce auf eine der Scheiben schichten.
6. Mit der anderen Brotscheibe als Deckel abschließen.
7. Tipp: Das Sandwich passt zu Coleslaw, Kirschtomaten und Apfelmus in eine Bentobox.

Ramen-Burger

Zutaten:

- ½ Paket Ramennudeln (50g)
- 1 Ei
- 100g Hackfleisch
- 1 kleine Jalapenochili
- ½ rote Zwiebel
- 1 Scheibe Cheddar
- 2 Salatblätter
- 1 Tomate
- 1 Frühlingszwiebel
- 1 Prise Knoblauchpulver
- Salz und Pfeffer

Zubereitungszeit:
30 Minuten
1 Portion

1. Die Ramennudeln mit kochendem Wasser überbrühen und etwa 2 Minuten lang quellen lassen.
2. Währenddessen die Zwiebel und die Chilischote fein hacken; die Frühlingszwiebel putzen und in Ringe schneiden.
3. Hackfleisch, Zwiebel, Frühlingszwiebel, Chili, Salz und Pfeffer zu einer homogenen Masse vermengen und daraus ein Burgerpattie formen.
4. Die abgetropften Ramennudeln in einer Schüssel mit dem Ei vermengen, sodass alle mit Ei benetzt sind.
5. Anschließend etwas Öl in einer großen beschichteten Pfanne erhitzen.
6. Sowohl das Burgerpattie hineinlegen als auch die in 2 Portionen aufgeteilten Ramennudeln. Um diese in Burgerbuns zu verwandeln, funktioniert es am besten, sie in Dessertringen in die Pfanne zu setzen. Wer keine besitzt, versucht, 2 annähernd gleich große Nudelpatties zu formen.
7. Nudelpatties und Fleischpattie von beiden Seiten etwa 4 Minuten lang anbraten. Zum Schluss die Käsescheibe auf der Oberseite des Fleischpatties zergehen lassen.
8. Ein Ramenpattie mit dem Fleischpattie, etwas Salat und einigen Tomatenscheiben belegen. Das andere Ramenpattie als Deckel daraufsetzen.
9. Gemeinsam mit frischem Salat und etwas Obst in eine Bentobox packen.

Hähnchenravioli

Zutaten:

- 100g Hähnchenschenkel, gegart
- 100g Ricotta
- 2 EL Parmesan
- 1 TL Pesto
- 6 Wantan-Teigblätter
- 1 Ei
- Salz und Pfeffer
- 150ml Tomatensauce

1. Das Fleisch zerpflücken und mit einem scharfen Messer fein hacken.
2. Mit Ricotta, Parmesan, Pesto, Salz und Pfeffer zu einer Füllung vermengen.
3. Die Teigblätter auf der Arbeitsplatte ausbreiten und jeweils ein Häufchen der Füllung auf das Wantan-Blatt setzen.
4. Das Ei in einer Schüssel verquirlen und die Ränder der Teigblätter damit bestreichen.
5. Anschließend die Teigblätter diagonal überfalten und dreieckige Ravioli formen. Die Ränder fest zusammendrücken.
6. Salzwasser in einem Topf zum Kochen bringen und die Ravioli mit einem Schaumlöffel hineinlegen.
7. Etwa 5 Minuten lang bei reduzierter Temperatur garziehen lassen.
8. Mit Tomatensauce, frischer Kohlrabi und einem Dessert nach Wahl in einer Bentobox anrichten.

Zubereitungszeit:
20 Minuten
1 Portion

Würstchen-Oktopus

Zutaten:

- 1 Bockwurst oder 4 Cocktail-Würstchen
- 1 EL Pflanzenöl
- ggf. Senf und Noriblatt zum Verzieren

Zubereitungszeit:
10 Minuten
1 Portion

1. Hinweis: Würstchen-Oktopusse sind bei Kindern beliebt und passen daher perfekt in die Kindergarten- oder Grundschul-Bentobox.
2. Die Würstchen vierteln - dabei aber nicht ganz durchschneiden, sondern nur auf 2/3 der Länge einschneiden.
3. Jedes Viertel jeweils halbieren, sodass 8 "Arme" des Oktopus entstehen.
4. Öl in einer beschichteten Pfanne erhitzen und die eingeschnittenen Würstchen hineinlegen.
5. Rundherum anbraten, dabei biegen sich die "Oktopusarme" langsam nach außen und das Würstchen erinnert in seiner Form an einen Tintenfisch.
6. Mit Senf oder Noristückchen kann man auf das nicht eingeschnittene Würstchendrittel, den "Kopf" des Oktopus, Augen und einen Mund aufbringen.
7. Tipp: Mit Coleslaw, Reisbällchen und etwas Obst in einer Bentobox für Kinder anrichten.

Indian-Curry-Bento

Zutaten:

- 125g Hackfleisch
- ½ Paprika
- 1 Stange Sellerie
- ½ Knoblauchzehe
- 1 Zentimeter Ingwerwurzel
- 1 TL Currypulver
- 1 TL Sojasauce
- 1 TL Worcestershiresauce
- 1 EL Olivenöl
- 1 Prise Zucker
- Salz und Pfeffer

1. Die Paprika und die Sellerie würfeln, Knoblauch und Ingwer schälen und fein hacken.
2. Das Öl in einer Pfanne erhitzen und Paprika, Sellerie, Knoblauch und Ingwer darin etwa 3 Minuten lang andünsten.
3. Anschließend das Hackfleisch hinzugeben und unter Rühren etwa 5 bis 10 Minuten lang braten.
4. Currypulver über das Fleisch stäuben und Sojasauce, Worcestershiresauce und Zucker hinzufügen.
5. Alles weitere 5 Minuten lang auf mittlerer Temperatur dünsten.
6. Mit Salz und Pfeffer abschmecken.
7. Tipp: Das Curry mit einer Portion Reis, etwas Joghurtsauce (Raita), Fladenbrot und frischer Mango in einer Bentobox anrichten.

Zubereitungszeit:
20 Minuten
1 Portion

California Rolls

Zutaten:

- 200g gekochter Reis
- 1 Noriblatt
- 1 TL Zucker
- 1 TL Reisessig
- ½ Avocado
- 120g Gurke
- 50g Krabbenfleisch oder Surimi
- 2 EL Schwarzer und weißer Sesam

Zubereitungszeit:
30 Minuten
1 Portion

1. Den Zucker im Reisessig auflösen und beides mit dem Sushireis vermischen. Abschmecken und bei Bedarf zusätzlichen Zucker und Essig hinzufügen.
2. Eine Bambusmatte mit Klarsichtfolie auslegen.
3. Anschließend das Noriblatt darauf platzieren und den Reis darauf verteilen.
4. Mit angefeuchteten Händen gelingt es am besten, den Reis in einer gleichmäßigen Schicht auf dem Noriblatt zu verteilen.
5. Danach das Noriblatt vorsichtig umdrehen, sodass es mit der Reisseite auf der Klarsichtfolie bzw. Bambusmatte liegt.
6. Die Gurke schälen und in lange, etwa 1 Zentimeter starke Streifen schneiden.
7. Die Avocado in Spalten zerteilen.
8. Parallel zur Unterkante des Noriblattes eine Linie mit den Gurkenstreifen legen. Daneben die Avocado und das Krabbenfleisch in Reihe platzieren.
9. Das Blatt von der Unterkante her vorsichtig aufrollen, sodass eine Sushirolle mit dem Reis auf der Außenseite entsteht.
10. Dabei aufpassen, dass die Frischhaltefolie nicht mit eingerollt wird.
11. Die Rolle in 6 bis 8 California-Rolls zerschneiden.
12. Mit eingelegtem Ingwer, Sojasauce und Wasabi in eine Bentobox packen.

Süßkartoffel-Burger-Bento

Zutaten:

- 1 Süßkartoffel
- 1 EL Weizenmehl
- 1 EL brauner Zucker
- ½ TL Rapsöl
- ½ TL Ahornsirup
- 1 TL brauner Zucker
- 2 EL vegane Mayonnaise
- Panko-Mehl
- 100g frische Blaubeeren
- 1 Kiwi

Zubereitungszeit:
20 Minuten
1 Portion
vegan

1. Die Süßkartoffel schälen und in Würfel schneiden.
2. In einen Topf füllen und gerade so viel Wasser aufgießen, dass die Kartoffelwürfel bedeckt sind.
3. Anschließend etwa 10 bis 15 Minuten lang köcheln lassen, bis die Süßkartoffel weich geworden ist.
4. Das restliche Kochwasser abgießen und die Kartoffelstücke mit einer Gabel zu Püree zerdrücken.
5. Das Süßkartoffelpüree mit 1 EL Zucker und Mehl vermengen und zu Burgerpatties formen.
6. Das Panko-Mehl in eine flache Schale füllen und die Süßkartoffelburger darin von beiden Seiten panieren.
7. Danach das Öl in einer beschichteten Pfanne erhitzen und die Patties darin auf beiden Seiten goldbraun braten.
8. Für die Sauce Ahornsirup, 1 TL Zucker und die Mayonnaise vermischen.
9. Die Süßkartoffelpatties in eine Bentobox packen und mit Blaubeeren und der in Scheiben geschnittenen Kiwi ergänzen.
10. Die Sauce in ein verschließbares Gefäß füllen und dazustellen.

Vier Farben

Zutaten:

- 200g gekochter Reis
- 100g gebratenes Hackfleisch, gewürzt
- 50g Erbsen
- 1 Ei
- 1 Noriblatt
- Salz und Pfeffer

Zubereitungszeit:
20 Minuten
1 Portion

1. Tipp: Hier können Hackfleisch-Reste vom Vortag genutzt werden, die von einem anderen Gericht übriggeblieben sind. Falls Sie das Hack frisch anbraten, würzen Sie es nach Belieben mit Salz und Pfeffer, etwas Säure (Tomatenmark oder Reisessig), einer Prise Zucker und etwas Chili.
2. Die Erbsen kurz in kochendem Wasser blanchieren.
3. Das Ei verquirlen und dabei mit Salz und Pfeffer würzen.
4. Anschließend eine beschichtete Pfanne erhitzen und das Ei unter Rühren etwa 3 Minuten lang stocken lassen.
5. Eine Bentobox am Boden mit dem Reis bedecken.
6. Das Noriblatt in vier schmale Streifen schneiden und diese so auf dem Reis platzieren, das damit 3 "Segmente" entstehen. Diese mit Rührei, Hackfleisch und Erbsen füllen.

Grünkohl-Quesadilla

Zutaten:

- 2 Grünkohlblätter
- ¼ Apfel
- ½ Knoblauchzehe
- 90g Mozzarella
- 2 TL Olivenöl
- 2 Weizentortillas
- Salz und Pfeffer

Zubereitungszeit:
20 Minuten
1 Portion
vegetarisch

1. Die Kohlblätter waschen, grob zerkleinern und in einen Standmixer füllen.
2. Die Knoblauchzehe, den Apfel und 30g Käse hinzugeben.
3. Mit Salz, Pfeffer und Öl abrunden und anschließend zu einer homogenen Masse pürieren.
4. In einer beschichteten Pfanne einen weiteren TL Olivenöl erhitzen.
5. Die Hälfte des Grünkohlpestos auf eine der Tortillas streichen.
6. Den übrigen Käse reiben und darüber verteilen.
7. Die zweite Tortilla ebenfalls mit Pesto bestreichen und als Deckel auf die erste setzen.
8. In die heiße Pfanne legen und von jeder Seite etwa 3 Minuten braten, bis der Käse innen beginnt zu schmelzen.
9. Fünf Minuten abkühlen lassen, bevor die Quesadilla geviertelt und in die Bentobox gepackt wird.
10. Tipp: Dazu passt frischer Salat und ein Dessert (z.B. Reisbällchen).

Hühnchen-Satay

Zutaten:

- 120ml fettarme Kokosmilch
- 1 EL Fischsauce
- 2 TL rote Currypaste
- 1 TL brauner Zucker
- 1 EL gehackter Koriander
- ½ TL Kurkuma
- 1 Hähnchenbrustfilet
- Erdnusssauce:
- 80ml Kokosmilch
- 1 EL rote Currypaste
- 40g Erdnussbutter
- 1 TL brauner Zucker
- 1 Spritzer Limettensaft

Zubereitungszeit:
20 Minuten
Plus Marinierzeit
1 Portion

1. Das Fleisch in mundgerechte Würfel schneiden.
2. Kokosmilch, Fischsauce, Currypaste, Koriander, Kurkuma und Zucker zu einer Marinade vermischen.
3. Das Fleisch darin einlegen und abgedeckt im Kühlschrank ziehen lassen. Dieser Schritt lässt sich gut am Vortag vorbereiten, sodass das Fleisch über Nacht die Aromen der Marinade aufnehmen kann.
4. Am Folgetag das Fleisch aus der Marinade nehmen und auf Holzspieße stecken.
5. Auf einer Grillpfanne 5 bis 7 Minuten rundherum anbraten, bis das Fleisch auch innen gar ist.
6. Für die Erdnusssauce die Kokosmilch in einem kleinen Topf erhitzen und Erdnussbutter, Currypaste und Zucker darin auflösen.
7. Falls die Konsistenz zu dick ist, etwas mehr Kokosmilch hinzufügen.
8. Mit Limettensaft abschmecken und in ein verschließbares Gefäß füllen.
9. Die Satay-Spieße mit einer Portion gekochtem Reis und der Erdnusssauce in eine Bentobox packen.

Avocado-Burrito

Zutaten:

- 1 Ei
- 2 EL Mandelmilch
- 1 Scheibe Bacon
- 1 Tomate
- ¼ Avocado
- einige Zweige frischer Koriander
- 1 TL Butterschmalz (Ghee)

1. Das Ei und die Mandelmilch verquirlen.
2. Das Butterschmalz auf mittlerer Temperatur in einer beschichteten Pfanne erhitzen und die Eiermischung hineingießen.
3. Mit aufgesetztem Deckel etwa 3 Minuten lang stocken lassen, bis ein dünnes Omelett entstanden ist.
4. Das Omelett aus der Pfanne nehmen und den Speck darin anbraten, bis er bräunt.
5. Die Avocado und die Tomate würfeln.
6. Den Koriander waschen und hacken,
7. Den Speck in Streifen schneiden.
8. Schließlich das Omelett auf die Arbeitsfläche legen und Speck, Avocado, Tomate und Koriander auf einem Drittel der Fläche verteilen.
9. Vorsichtig zu einem Burrito aufrollen.
10. Mit gebackenen Süßkartoffeln und frischem Obst in eine Bentobox packen.

Zubereitungszeit:
20 Minuten
1 Portion

Cheeseburger-Cupcakes

Zutaten:

- 150g Rinderhack
- 2 TL brauner Zucker
- 1 TL Senf
- 2 EL Ketchup
- 2 TL Worcestershiresauce
- 40g Cheddar
- 80g Weizenmehl
- 60ml Milch
- 1 ½ EL Margarine
- 1 TL Backpulver
- ½ TL Salz
- Gemüse und Obst der Saison

Zubereitungszeit:
20 Minuten
1 Portion

1. Den Ofen auf 200 Grad vorheizen.
2. Mehl und Backpulver in einer Schüssel verrühren. Anschließend mit Milch und Margarine zu einem homogenen Teig verkneten. Falls die Masse zu bröselig gerät, zusätzliche Flüssigkeit hinzugeben.
3. Den Teig in 2 Teile zerteilen und je eine Kugel formen.
4. Diese zu zwei flachen Kreisen ausrollen, mit denen sich zwei Mulden einer gefetteten Muffinform auskleiden lassen.
5. Das Fleisch mit Zucker, Senf, Ketchup und Worcestershiresauce vermischen und die mit Teig ausgelegten Muffinformen damit auffüllen.
6. Abschließend den Käse über die Fleischfüllung reiben.
7. Bei 200 Grad etwa 20 Minuten backen lassen, bis der Teig goldbraun und das Fleisch gar ist.
8. Tipp: Gemeinsam mit Möhren, Selleriestangen, einigen Trauben und einem Joghurt als Nachtisch, bilden die Cheesecake-Cupcakes den vollwertigen Inhalt einer Bento-Box.

Blauschimmel-Grillsandwich

Zutaten:

- 2 Scheiben Schwarzwälder Schinken
- 1 EL Butter
- 50g Blauschimmelkäse
- 2 Scheiben Roggenbrot
- 1 Zwiebel
- 1 EL Balsamicoessig
- 1 TL Honig
- 1 TL Olivenöl

Zubereitungszeit:
10 Minuten
1 Portion

1. Die Zwiebel schälen und in Ringe schneiden.
2. Das Öl in einer beschichteten Pfanne erhitzen und die Zwiebel darin glasig dünsten.
3. Honig und Essig hinzugeben und die Zwiebelringe 2 bis 3 Minuten lang karamellisieren lassen.
4. Die Zwiebeln beiseitestellen und die Pfanne auswischen.
5. Das Brot von beiden Seiten mit Butter bestreichen.
6. Die Pfanne auf mittlere Temperatur erhitzen und eine Brotscheibe hineinlegen.
7. Darauf den Käse, die karamellisierten Zwiebeln und den Schinken schichten.
8. Mit der zweiten Brotscheibe abschließen.
9. Das Sandwich von beiden Seiten etwa 3 bis 5 Minuten anrösten, bis die Brotscheiben appetitlich bräunen.
10. Tipp: Gemeinsam mit Salat, etwas eingelegtem Gemüse und frischen Obst ergibt das Sandwich eine abwechslungsreiche Bentobox.

Hähnchen-Taco

Zutaten:

- 1 kleine Hähnchenbrust, gebraten
- 1 TL Kreuzkümmel
- ½ TL Chilipulver
- 1 Tomate
- 1 Frühlingszwiebel
- ¼ Avocado
- 30g Cheddarkäse
- 2 Zweige frischer Koriander
- 1 Maistortilla
- Salz und Pfeffer

1. Die Frühlingszwiebel putzen und in feine Ringe schneiden.
2. Die Tomate und die Avocado würfeln.
3. Das Hähnchenfleisch mit der Gabel zerpflücken und in einer Schüssel mit Kreuzkümmel, Chili, Salz und Pfeffer würzen.
4. Das Gemüse hinzugeben und alles vorsichtig vermischen.
5. Die Füllung auf eine Tortilla verteilen und mit geriebenem Käse und Koriander garnieren.
6. Tipp: Gemeinsam mit etwas Hummus, frischem Gemüse und Obst bildet die Tortilla den sättigenden Inhalt einer Bento-Box.

Zubereitungszeit:
10 Minuten
1 Portion

Spinat, Ei und Speck

Zutaten:

- 2 Eier
- 2 Scheiben Bacon
- 100g Champignons
- 1 Tomate
- 1 Handvoll Spinat
- 1 EL Kokosöl
- Salz und Pfeffer

1. Die Pilze putzen und in Scheiben schneiden. Den Bacon würfeln.
2. In einer beschichteten Pfanne das Kokosöl erhitzen.
3. Darin Pilzscheiben und Speckwürfel anbraten, bis der Speck braun wird.
4. Die Eier in einer Schüssel verquirlen, salzen und pfeffern.
5. Den Spinat mit in die Pfanne geben und zusammenfallen lassen.
6. Die Tomate würfeln und ebenfalls untermischen.
7. Zum Schluss die Eiermasse hinzugießen und etwa 3 bis 4 Minuten unter Rühren stocken lassen.
8. Tipp: Gemeinsam mit Pitabrot, Karottenhummus und Gewürzapfelmus in eine Bentobox packen.

Zubereitungszeit:
10 Minuten
1 Portion

Reisnudelsalat mit Zitrone

Zutaten:

- 50g Reisnudeln
- 1 TL abgeriebene Zitronenschale
- 2 eingelegte Paprika
- 2 Zweige frischer Basilikum
- 1 EL Olivenöl
- 2 Zweige Petersilie
- 100g Cherrytomaten
- 1 Frühlingszwiebel
- 2 EL Zitronensaft
- Salz und Pfeffer

Zubereitungszeit:
15 Minuten
1 Portion
vegan

1. Die Nudeln nach Packungsanweisung etwa 9 Minuten lang garen.
2. Währenddessen Zitronensaft, Olivenöl, Zitronenschale, Salz und Pfeffer zu einem Dressing vermengen.
3. Basilikum und Petersilie waschen und fein hacken. Ebenfalls unter das Dressing mischen.
4. Die Paprika und die Tomaten in mundgerechte Stücke zerteilen. Die Frühlingszwiebel putzen und in Ringe schneiden.
5. Die Pasta abgießen und heiß mit dem Dressing vermengen.
6. Das Gemüse mit darunter heben und den Salat kaltstellen.
7. Tipp: In einer Bentobox ergänzt der Salat gut gebratene Fleischbällchen oder gegrilltes Lachsfilet. Etwas Rohkost, eingelegtes Gemüse und ein Dessert runden das Gericht ab.

Mediterraner Thunfischsalat

Zutaten:

- 125g Cherrytomaten
- 1 TL Dijonsenf
- ¼ Bund frischer Dill
- 100g Gartengurke
- ½ Dose Thunfisch
- 60g Kichererbsen, gegart
- 1 Frühlingszwiebel
- ½ Salatherz
- 1 EL Olivenöl
- 1 EL Zitronensaft
- 1 TL abgeriebene Zitronenschale
- Salz und Pfeffer
- ½ Pitabrot

1. Für das Dressing Zitronenschale, Zitronensaft, Olivenöl, Senf, Salz und Pfeffer vermischen.
2. Den Dill waschen, fein hacken und ebenfalls unter das Dressing mischen.
3. Die Gurke entkernen und würfeln, die Tomaten vierteln.
4. Die Frühlingszwiebel putzen und in Ringe schneiden, den Salat zerpflücken.
5. Thunfisch und abgetropfte Kichererbsen gründlich mit dem Dressing vermengen.
6. Anschließend das restliche Gemüse unterheben.
7. Das Pitabrot toasten und mit in die Bentobox packen.
8. Tipp: Das passende Dessert (z.B. süße Reisbällchen oder Apfelmus) ergänzt die Bentobox mit Thunfischsalat zu einer abwechslungsreichen Mahlzeit.

Zubereitungszeit:
15 Minuten
1 Portion

Graupensalat

Zutaten:

- 150g gekochte Graupen
- 1 kleine Zwiebel
- 100g Maiskörner
- ½ Paprika
- ½ TL Chilipulver
- 1 TL Kreuzkümmel
- 1 EL Essig
- 1 EL Olivenöl
- jeweils ½ EL gehackten Thymian, Rosmarin und Petersilie
- 1TL Honig
- Salz und Pfeffer

1. Zwiebel und Paprika fein würfeln.
2. In einer Pfanne das Öl erhitzen und die Zwiebeln darin glasig dünsten.
3. Die Paprika hinzufügen und 2 bis 3 Minuten lang dünsten, bis sie beginnen, weich zu werden.
4. Anschließend Graupen und Mais untermischen.
5. Zuletzt Essig, Chilipulver, Honig, Kreuzkümmel und gehackte Kräuter untermischen. Mit Salz und Pfeffer abschmecken.

Zubereitungszeit:
15 Minuten
1 Portion
vegetarisch

Reissalat mit Cranberries

Zutaten:

- 100g gekochter Reis
- 75g Edamame
- 50g Erbsen
- 75g Brokkoli
- 30g getrocknete Cranberries
- 2 TL Honig
- 1 ½ EL Avocadoöl
- Zitronensaft
- Salz und Pfeffer

1. Wasser in einem Topf aufkochen lassen und salzen.
2. Darin 5 Minuten lang Edamame, Erbsen und Brokkoli blanchieren.
3. Das Gemüse mit einem Schaumlöffel aus dem kochenden Wasser nehmen und kalt abschrecken.
4. In einer Schüssel Honig, Öl und einen Spritzer Zitronensaft verrühren. Mit Salz und Pfeffer abschmecken.
5. Den Reis, das blanchierte Gemüse und die Cranberries vorsichtig mit dem Dressing vermengen.
6. Tipp: Der fruchtige Reissalat passt in eine Bentobox mit Fischfrikadellen und frischem Obst.

Zubereitungszeit:
15 Minuten
1 Portion
vegetarisch

Kürbis-Erdbeersalat

Zutaten:

- 200g Butternut-Kürbis
- 1 TL Olivenöl
- ¼ Avocado
- 60g Hähnchenbrust, gegart
- 3 Erdbeeren
- 20g Feta
- 1-2 Handvoll Rukola oder Feldsalat
- 30g griechischer Joghurt
- 1 TL Olivenöl
- 1 TL Apfelessig
- 1 TL Honig
- 1 TL Senf
- Salz und Peffer

1. Den Kürbis schälen, entkernen und in kleine Würfel schneiden.
2. 1 TL Öl in einer beschichteten Pfanne erhitzen und den Kürbis darin 10 bis 15 Minuten lang weichdünsten.
3. Die Avocado würfeln, die Erdbeeren in Scheiben schneiden und das Hähnchen mit der Gabel zerpflücken.
4. In einer Schüssel Joghurt, 1 TL Öl, Apfelessig, Senf, Honig, Salz und Pfeffer zu einem Dressing mischen.
5. Die gegarten Kürbiswürfel, Avocado, Erdbeeren, Hähnchen und den Salat vorsichtig mit dem Dressing vermengen.
6. Den Feta zerbröckeln und ebenfalls unterheben.
7. Den Salat in eine Bentobox füllen und mit gerösteten Brotscheiben und einem Dessert ergänzen.

Zubereitungszeit:
30 Minuten
1 Portion

Caprese

Zutaten:

- 200g Kirschtomaten
- 100g Mini-Mozzarellakugeln
- 20g schwarze Oliven
- ¼ Bund Basilikum
- Balsamicoessig
- Olivenöl
- Salz und Pfeffer

1. Die Kirschtomaten waschen und halbieren.
2. Den Mozzarella abtropfen lassen und vierteln.
3. Oliven entsteinen und in Ringe schneiden.
4. Den Basilikum waschen und die Blätter abzupfen.
5. Tomaten, Mozzarella, Oliven und Basilikum mischen und in das gewünschte Behältnis abfüllen.
6. Nach Belieben mit Balsamicoessig und Olivenöl beträufeln.
7. Mit Meersalz und grobem Pfeffer verfeinern.
8. Tipp: Gemeinsam mit Foccacia, frischen Trauben und eingelegten Antipasti passt das Caprese in eine mediterrane Bentobox.

Zubereitungszeit:
10 Minuten
1 Portion
vegetarisch

Japanischer Kartoffelsalat

Zutaten:

- 1 Kartoffel
- 1 Karotte
- ½ kleine Gartengurke
- 1 hartgekochtes Ei
- 50g japanische Mayonnaise (siehe Rezept)
- ½ Zwiebel
- Salz und Pfeffer

1. Die Kartoffel und die Karotte in ihrer Schale kochen, bis sie weich sind (das geht z.B. schnell in der Mikrowelle).
2. Anschließend schälen und würfeln.
3. Die Gurke und die Zwiebel ebenfalls in Würfel bzw. feine Scheiben schneiden, salzen und etwa 10 Minuten lang stehen lassen.
4. Danach die ausgetretene Flüssigkeit herausquetschen und gemeinsam mit Kartoffel und Karotte in eine Schüssel geben.
5. Alles mit der Mayonnaise vermengen und mit Salz und Pfeffer abschmecken.

Zubereitungszeit:
20 Minuten
1 Portion
vegetarisch

Spinatsalat mit Bonitoflocken

Zutaten:

- 250g Spinat
- ½ EL Mirin
- ½ EL Sojasauce
- 60 ml Dashibrühe
- Salz
- Bonitoflocken zum Garnieren

1. In einem Topf soviel Wasser aufkochen, dass der Spinat darin schwimmen kann. Kräftig salzen.
2. Den Spinat etwa 1 Minute im kochenden Wasser blanchieren und danach in kaltem Wasser abschrecken.
3. Die Flüssigkeit aus den Blättern herausdrücken und beiseitestellen.
4. In einem kleinen Topf den Mirin erhitzen, bis der Alkohol verflogen ist. Anschließend mit Sojasauce und Dashibrühe mischen.
5. Den Spinat in grobe Stücke hacken und mit der Brühe vermengen.
6. In einer Bentobox platzieren und mit Bonitoflocken garnieren.

Zubereitungszeit:
20 Minuten
1 Portion

Couscous-Hähnchensalat

Zutaten:

- 50g Couscous
- 50g Hähnchenbrust, gegart
- 50g Mais
- 1 Frühlingszwiebel
- 2 EL Mandelblättchen
- 1 EL Rosinen
- 1 TL Olivenöl
- 1 TL Apfelessig
- 1 TL Honig
- Salz und Pfeffer

1. Den Couscous gemäß der Packungsanleitung mit heißem Wasser überbrühen und quellen lassen.
2. Währenddessen das Hähnchen mit der Gabel zerpflücken und die Frühlingszwiebel in feine Ringe schneiden.
3. In einer Schüssel Öl, Essig und Honig zu einem Dressing mischen; mit Salz und Pfeffer abschmecken.
4. Den gegarten Couscous, Hähnchen, Frühlingszwiebel, Mais, Mandeln und Rosinen mit dem Dressing vermischen.
5. Tipp: Dazu passen Granatapfelkerne als fruchtige Garnitur. Gemeinsam mit Hummus, frischer Gurke und frischen Feigen passt der Salat in eine orientalische Bento-Box.

Zubereitungszeit:
25 Minuten
1 Portion

Coleslaw

Zutaten:

- 40g Karotte (1/2 kleine)
- 150g Weiß- und Rotkohl
- 50g (japanische) Mayonnaise
- 1 EL Zucker
- 2 TL Zitronensaft
- ½ EL Reisessig
- ¼ TL Salz
- frisch gemahlener Pfeffer

1. Hinweis: Den Coleslaw am besten am Morgen oder am Vortag vorbereiten, damit er Zeit zum Durchziehen hat,
2. Den Kohl fein schneiden; die Karotte schälen und raspeln.
3. In einer Schüssel Mayonnaise, Essig, Zucker, Zitronensaft, Salz und Pfeffer zu einer Sauce vermischen.
4. Karotten und Kohl mit der Sauce vermengen und alles oder die Hälfte in eine Bentobox füllen.
5. Tipp: Obgleich Coleslaw als amerikanische Spezialität gilt, findet er sich auch häufig in typisch japanischen Bentoboxen. Am liebsten als Beilage zu ausgebackenen Speisen wie panierten Riesengarnelen oder Fischkroketten.

Zubereitungszeit:
10 Minuten
1 Portion
vegetarisch

Linsensalat

Zutaten:

- 150g gekochte Linsen
- 2 Frühlingszwiebeln
- 100ml Bruschetta-Sauce (Tomate)
- 30g Ricotta
- 1 Tomate
- ½ EL Olivenöl
- 1 Spritzer Zitronensaft
- frischer Basilikum
- Salz und Pfeffer

1. Die Frühlingszwiebel putzen und in Ringe schneiden. Den Basilikum waschen und hacken.
2. Die Tomate vierteln, entkernen und würfeln.
3. In einer Schüssel Linsen, Bruschettasauce, Basilikum, Frühlingszwiebeln, Öl und Zitronensaft vermischen.
4. Den Ricotta zerkrümeln und vorsichtig unterheben.
5. Alles mit Salz und Pfeffer abschmecken.

Zubereitungszeit:
10 Minuten
1 Portion
vegetarisch

Gebratene Reispatties

Zutaten:

- 200g gekochter Reis
- 1 EL Mehl
- ½ EL Sojasauce
- ½ EL Zucker
- ½ EL Öl

1. Den Reis in einer Schüssel mit dem Mehl vermischen.
2. Anschließend je einen gehäuften Esslöffel der Mischung zu einer Kugel formen und danach zu einem etwa 1 bis 2 Zentimeter starken Pattie flachdrücken.
3. Die gesamte Reismischung auf diese Weise verarbeiten.
4. In einer beschichteten Pfanne das Öl erhitzen und die Reispatties darin portionsweise von jeder Seite etwa 3 Minuten lang goldbraun braten.
5. Die Sojasauce mit dem Zucker vermischen, bis sich die Kristalle vollständig aufgelöst haben.
6. Anschließend die fertigen Reispatties mit der Sojasauce als Dip servieren.

Zubereitungszeit:
10 Minuten
1 Portion
vegan

Kartoffel-Mais-Plätzchen

Zutaten:

- 60g Gemüsemais
- 1 Ei
- 300g Kartoffeln
- 2 EL Mehl
- Pankomehl zum Panieren
- Pflanzenöl zum Braten
- Salz und Pfeffer

1. Die Kartoffeln zu Püree stampfen und mit Salz und Pfeffer abschmecken.
2. Anschließend den Mais untermischen und die Masse in 3 Plätzchen formen.
3. Das Ei in einer flachen Schüssel verquirlen.
4. Mehl und Pankomehl je auf einem Teller ausstreuen.
5. Die Kartoffelplätzchen zunächst in Mehl wenden, dann in das Ei tunken und schließlich mit dem Pankomehl panieren.
6. In einer beschichteten Pfanne das Öl erhitzen und die Plätzchen bei mittlerer Temperatur 5 bis 10 Minuten lang braten, bis sie goldbraun sind.
7. Mit der favorisierten asiatischen Sauce servieren.

Zubereitungszeit:
30 Minuten
1 Portion
vegetarisch

Mexikanischer Mais

Zutaten:

- 1 Maiskolben
- 1 TL Olivenöl
- 1 EL griechischer Joghurt
- 1 EL Limettensaft
- ½ Knoblauchzehe
- 1-2 EL Feta
- 1 Prise Chilipulver
- frischer Koriander
- Salz und Pfeffer

1. Die Maiskörner vom Kolben herunterschneiden.
2. Das Olivenöl in einer beschichteten Pfanne erhitzen und die Maiskörner darin etwa 8 bis 10 Minuten lang dünsten, bis sie leicht gebräunt sind.
3. In einer Schüssel Joghurt, Limettensaft, gepressten Knoblauch, Chili, Salz und Pfeffer verrühren.
4. Die Pfanne von der Platte nehmen und die Joghurtsauce unter die Maiskörner mischen.
5. In ein Behältnis umfüllen und mit zerbröckeltem Feta und frischem Koriander garnieren.
6. Tipp: Mexikanischer Mais schmeckt in einer Bento-Box mit Guacamole, einigen frischen Kirschtomaten und Tortilla-Chips.

Zubereitungszeit:
15 Minuten
1 Portion
vegetarisch

Eier in Sojasauce

Zutaten:

- 4 Eier
- 4 EL Sojasauce

1. Die Eier am stumpfen Ende mit einem Eierpiekser oder einer Reißzwecke anstechen.
2. In einen Topf mit kochendem Wasser legen und bei mittlerer Hitze etwa 7 Minuten lang hartkochen.
3. Anschließend sofort mit kaltem Wasser abschrecken und pellen.
4. In einem kleinen Topf, in dem die 4 Eier bequem nebeneinander auf dem Boden liegen können, die Sojasauce erhitzen.
5. Die geschälten Eier hineinlegen und rollen, damit sie von allen Seiten mit Sojasauce benetzt werden.
6. Die Eier dabei so lange in der köchelnden Sojasauce wenden, bis die Flüssigkeit vollständig verkocht ist und die Eier eine schöne braune Farbe angenommen haben.

Zubereitungszeit:
15 Minuten
2-4 Portionen
vegetarisch

Chicken Nuggets

Zutaten:

- o 350g Hähnchenbrust
- o 1 Ei
- o 1 Selleriestange
- o 60g Mehl
- o 1 EL Wasser
- o 30g Pankomehl
- o Pflanzenöl zum Ausbacken
- o Salz und Pfeffer

1. Das Eiweiß vom Eigelb trennen.
2. Das Hähnchenfleisch mit einem scharfen Messer fein zerkleinern und mit dem Eiweiß vermengen.
3. Die Selleriestange ebenfalls fein würfeln und gemeinsam mit Salz und Pfeffer unter das Fleisch mischen.
4. In einer Schüssel Mehl, Wasser und Eigelb zu einem zähflüssigen Teig verrühren. Bei Bedarf zusätzliches Wasser hinzfügen.
5. Etwa anderthalb Zentimeter Öl in einer Pfanne erhitzen.
6. Mit einem Esslöffel Portionen aus der Hähnchenmasse abteilen und sie zunächst durch den Teig ziehen und anschließend in Pankomehl wenden.
7. Anschließend die Nuggets portionsweise im heißen Öl ausbacken und auf Küchenkrepp abtropfen lassen.

Zubereitungszeit:
15 Minuten
3 Portionen

Gebackene Aubergine

Zutaten:

- 1 (japanische) Aubergine
- 3 EL Olivenöl
- ½ EL Balsamicoessig
- 1 Prise getrocknete Fenchelsamen
- 1 Prise Knoblauchpulver
- ½ TL Rosmarin
- ½ TL Oregano
- 1 ½ EL Rotweinessig
- Salz und Pfeffer

1. Die Aubergine waschen und in etwa 1 Zentimeter starke Scheiben schneiden.
2. Alle übrigen Zutaten zu einer Marinade verrühren und die Auberginenscheiben in einer flachen Schale darin einlegen.
3. Abgedeckt etwa 1 Stunde lang im Kühlschrank ziehen lassen.
4. Anschließend auf einem mit Backpapier ausgelegten Backblech bei 200 Grad von jeder Seite etwa 7 Minuten lang backen.

Zubereitungszeit:
60 Minuten
1 Portion
vegetarisch

Edamame

Zutaten:

- 120g Edamame
- Salz

1. Hinweis. Edamame sind unreif geerntete Sojabohnen in ihrer Schale. Sie sind als TK-Ware in asiatischen Supermärkten erhältlich.
2. In einem Topf 500ml Wasser erhitzen und einen gehäuften TL Salz hinzugeben.
3. Die Edamame-Schoten hineingeben und etwa 5 Minuten lang kochen lassen.
4. Mit einem Schaumlöffel herausnehmen - nach dem Kochen hat sich auf den Schoten ein leichter Salzbelag gebildet.
5. Edamame wird gegessen, indem die Bohnenkerne mit den Zähnen aus der salzigen Schote gezogen werden. Die Hülle der Bohnen ist nicht essbar und bleibt übrig.

Zubereitungszeit:
10 Minuten
1 Portion
vegan

Gebackene Süßkartoffel

Zutaten:

- 1 Süßkartoffel
- 2 EL Butter
- 1 TL weiße Misopaste
- 1 Frühlingszwiebel
- Salz und Pfeffer

1. Tipp: Die Zubereitung der Süßkartoffel dauert zwar etwas länger, kann aber gut am Vortag bewerkstelligt werden. Vor dem Verzehr erwärmt man die Kartoffel kurz in der Mikrowelle auf.
2. Den Ofen auf 220 Grad vorheizen.
3. Die Kartoffel rundherum mit der Gabel einstechen.
4. Etwa 60 Minuten backen, bis die Kartoffel weich ist.
5. Die Frühlingszwiebeln putzen und in feine Ringe schneiden.
6. Anschließend Zwiebelringe, Miso und Butter zu einer homogenen Masse vermischen.
7. Die gegarte Kartoffel und die Buttermischung in eine Bentobox packen.
8. Kurz vor dem Verzehr die Kartoffel längs aufschneiden und die Butter hineinfüllen.
9. Kurz in der Mikrowelle erhitzen, bis die Kartoffel heiß ist und die Butter zerläuft.

Zubereitungszeit:
60 Minuten
1 Portion
vegetarisch

Japanische Mayonnaise

Zutaten:

- 1 Eigelb (20g)
- 1 EL Reisessig
- 1/2 - 1 TL Salz
- 1 Prise Zucker
- 150 ml Sojaöl

Zubereitungszeit:
10 Minuten
1 Portionen
vegetarisch

1. Zuerst Eigelb und Essig gründlich verrühren. Das funktioniert am besten mit einem Handrührgerät, einem Mixstab oder einem Standmixer.
2. Anschließend das Öl während des Mixens in einem dünnen Strahl hinzugießen.
3. Das Rühren nicht unterbrechen, bis die Mayonnaise eine cremige Konsistenz angenommen hat. Wenn die Konsistenz bereits stimmt, bevor die Gesamtmenge an Öl verwendet wurde, die Zubereitung an diesem Punkt abbrechen. Wenn die Mayonnaise nach Zugabe von 150ml Öl noch zu dick ist, etwas mehr Öl zugeben.
4. Zum Schluss mit Salz und Zucker abschmecken.
5. Hinweis: Japanische Mayonnaise enthält keinen Senf und zumeist weniger Säure als die europäische Variante. Sie eignet sich als Dip für Gemüse oder als Sauce für Sandwiches in authentischen Bento-Box-Rezepten.
6. Achtung: Bitte achten Sie darauf, dass Ihr Bentogericht mit frischer Mayonnaise lückenlos gekühlt wird, weil rohes Ei enthalten ist. Wenn Sie sich unsicher sind, verwenden Sie japanische Mayonnaise aus dem Asia-Shop - diese ist mit sterilisiertem Ei zubereitet.

Karotten-Hummus

Zutaten:

- 1 Karotte
- 25ml Olivenöl
- 1 TL Olivenöl
- ½ TL geräuchertes Paprikapulver
- 120g Kichererbsen (Dose)
- ½ Knoblauchzehe
- 2 EL Zitronensaft
- ½ TL Kreuzkümmel
- ½ TL Ingwerpulver
- Salz und Pfeffer

1. Die Möhre schälen, in Scheiben schneiden und in einem mikrowellengeeigneten Behälter mit wenig Wasser einige Minuten in der Mikrowelle garen, bis sie weich sind.
2. Die gegarten Möhrenscheiben mit den abgetropften Kichererbsen, Knoblauch, 25ml Olivenöl, Zitronensaft, Paprikapulver, Kreuzkümmel, Salz und Pfeffer in einen Standmixer geben.
3. Alles zu einer homogenen Masse pürieren.
4. In eine Bentobox füllen, mit 1 TL Olivenöl beträufeln und mit etwas Paprikapulver garnieren.
5. Tipp: Karottenhummus schmeckt zu Selleriestangen, Paprika, Kirschtomaten und Pitabrot.

Zubereitungszeit:
25 Minuten
10 Portionen
vegan

Raita – indischer Joghurtdip

Zutaten:

- 60g Vollmilchjoghurt
- 60g Gurke
- 1 EL frischer Koriander
- ¼ Frühlingszwiebel
- 1 Prise gemahlener Koriander
- 1 Prise gemahlener Kreuzkümmel
- Salz und Pfeffer

1. Aus der Gurke mit einem Esslöffel die Kerne herausschaben und das Fruchtfleisch fein würfeln.
2. Die Frühlingszwiebel putzen und in Ringe schneiden, den Koriander waschen und hacken.
3. In einer Schüssel Joghurt, Gurke, Koriander und Frühlingszwiebeln mischen.
4. Mit Kreuzkümmel, Koriander, Salz und Pfeffer abschmecken.
5. Raita ist der perfekte Dip für eine Bentobox im heißen Sommer und passt insbesondere zu scharfen Speisen wie Curry. Reis, Fladenbrot und frische Mango runden die indische Bentobox stilecht ab.

Zubereitungszeit:
10 Minuten
1-2 Portion
vegetarisch

Ponzu-Sauce

Zutaten:

- 80ml Zitronensaft
- 40ml Limettensaft
- 30ml Reisessig
- 120ml Sojasauce
- 30ml Mirin
- 4 Zentimeter Kombu-Alge
- 5g getrocknete Bonitoflocken
- 1 Prise Cayennepfeffer

1. In einer Schüssel alle Zutaten verrühren.
2. Mindestens 2 Stunden oder besser über Nacht ziehen lassen.
3. Durch ein Sieb abseihen und in einen geeigneten Vorratsbehälter füllen.
4. Tipp: Ponzu ist die japanische Variante unserer europäischen Vinaigrette. Es eignet sich als Salatsauce sowie als Dip zu Meeresfrüchten und Geflügelfleisch. Im Kühlschrank aufbewahrt hält sich die Ponzu-Sauce etwa eine Woche lang.

Zubereitungszeit:
10 Minuten
Ca. 300ml

Teriyakisauce

Zutaten:

- 240ml Wasser
- 5 EL brauner Zucker
- 60ml Sojasauce
- 2 EL Honig
- 1 Knoblauchzehe
- 1/2 TL geriebener Ingwer
- 2 EL Speisestärke

1. In einem kleinen Topf Wasser, Sojasauce, Zucker, Honig und Ingwer bei mittlerer Temperatur erhitzen.
2. Den Knoblauch schälen und dazupressen.
3. Die Speisestärke, während die Sauce heiß wird, in einer kleinen Schüssel mit wenig kaltem Wasser anrühren.
4. Anschließend die Stärkemischung mir einem Schneebesen unter die heiße Sauce rühren und sie einmal aufkochen lassen, bis sie andickt.
5. Von der Platte ziehen, kurz abkühlen lassen und in ein sauberes Vorratsbehältnis füllen.
6. Tipp: Teriyakisauce eignet sich als Dip zu gebratenem Fleisch, Fisch und Tofu.

Zubereitungszeit:
15 Minuten
Ca. 360ml

Gewürz-Apfelmus

Zutaten:

-
- 1 Apfel
- 1 Birne
- 1 Spritzer Zitronensaft
- 1 TL brauner Zucker
- ½ TL Vanillemark
- 1 Prise Ingwerpulver
- 1 Prise gemahlener Kardamom
- 1 Prise gemahlene Nelken
- 1 Zimtstange

1. Apfel und Birne vom Kerngehäuse befreien und würfeln.
2. Einen Esslöffel Wasser in einem kleinen Topf aufkochen lassen und die Früchte hineingeben.
3. Gemeinsam mit der Zimtstange und den Gewürzen etwa 5 Minuten lang köcheln lassen.
4. Zucker hinzugeben und die Fruchtstücke in heißem Zustand durch ein Sieb streichen.
5. Tipp: Apfelmus kann auf Vorrat gekocht werden und in Portionsbehältern eingefroren werden. Am Vorabend aus dem Tiefkühlfach geholt, ergänzt es die Bentobox am Folgetag ideal.

Zubereitungszeit:
10 Minuten
1 Portion
vegan

Blaubeer-Haferkekse

Zutaten:

- 100ml Kokosöl
- 50g brauner Zucker
- 50g weißer Zucker
- 1 Ei
- 120g Mehl
- 90g Haferflocken
- ½ TL Zimt
- ½ TL Backpulver
- 1 TL Vanillemark
- 120g getrocknete Blaubeeren
- 1 Prise Salz

1. Den Backofen auf 180 Grad vorheizen.
2. Das Kokosöl mit einem Handmixer mit dem Zucker verrühren.
3. Anschließend Ei, Zimt und Vanille hinzufügen.
4. In einer separaten Schüssel, Mehl, Haferflocken, Salz und Backpulver mischen.
5. Die trockenen Zutaten unter Rühren zu der Ölmischung geben und alles gut vermengen.
6. Zum Schluss die Blaubeeren unterheben.
7. Mit einem Esslöffel Portionen auf ein mit Backpapier ausgelegtes Backblech setzen.
8. Etwa 10 bis 15 Minuten lang backen, bis die Kekse leicht bräunen.
9. Tipp: Blaubeer-Haferkekse eignen sich als sättigender Nachtisch in Bento-Boxen mit viel Salat und Rohkost.

Zubereitungszeit:
30 Minuten
18 Portionen
vegetarisch

Bento Nachtisch

Energiebällchen

Zutaten:

- 100g Haferflocken
- 100g Chocolate Chips
- 125g Erdnussbutter
- 80g geschrotete Leinsamen
- 50g Honig
- 30g Kakaopulver

1. Sämtliche Zutaten in einer Rührschüssel mithilfe eines Handmixers zu einem homogenen Teig vermengen.
2. Etwa 30 Minuten lang abgedeckt im Kühlschrank ruhen lassen.
3. Teelöffelweise Portionsmengen abstechen und zu kleinen Kugeln rollen.
4. Tipp: Besonders Kinder mögen die schokoladigen Energiebällchen als Bento-Box-Nachtisch. Neben dem süßen Geschmack enthalten sie durch Leinsamen und Hafer wertvolle Mineralien und Ballaststoffe.

Zubereitungszeit:
30 Minuten
20 Portionen
vegetarisch

Gezuckerte Süßkartoffel

Zutaten:

- 180g Süßkartoffel
- 1 EL Pflanzenöl
- einige Tropfen Sojasauce
- 1 TL Zucker
- 2 EL Honig
- 1 Spritzer Wasser
- 1 EL schwarzer und weißer Sesam

1. Die Süßkartoffel in mundgerechte Würfel schneiden.
2. Das Öl in einer Pfanne erhitzen und die Süßkartoffel darin anbraten. Unter Rühren etwa 10 Minuten garen lassen, bis die Kartoffelstücke weich sind.
3. In einer weiteren Pfanne Sojasauce, Zucker und Wasser erhitzen, bis der Zucker leicht karamellisiert.
4. Die Süßkartoffelstücke hinzugeben und mit der Zuckermischung ummanteln. Sesam hinzugeben und alles gut vermengen.
5. Anschließend die Pfanne von der Hitzequelle ziehen und den Honig unterrühren.
6. Die Kartoffeln etwas abkühlen lassen, bevor sie in die Bentobox gefüllt werden.

Zubereitungszeit:
30 Minuten
20 Portionen
vegetarisch

Ohagi – Trad. Reisbällchen

Zutaten:

- 90g Reis
- 450g Milchreis
- 750ml Wasser
- 75g Walnüsse
- 5 EL Zucker
- 50g Kinako (japanisches Sojamehl)
- 375g Anko (japanisches Bohnenmus)
- 3 EL schwarzer Sesam

Zubereitungszeit:
60 Minuten
8 Portionen
vegan

1. Beide Reissorten in ein Sieb geben und unter fließendem Wasser abwaschen. Anschließend etwa 30 Minuten lang abtropfen lassen.
2. Das Wasser und den Reis in einen Reiskocher geben und 30 Minuten lang garen lassen.
3. Den Reis nach dem garen noch 15 Minuten lang abkühlen lassen und anschließend mit einem Löffel mischen, bis der Reis klebrig wird.
4. Die Walnüsse hacken und mit 2 EL Zucker in einer Schüssel mischen.
5. Das Sojamehl mit 2 EL Zucker in einer anderen Schüssel mischen.
6. Anschließend kleine Reisbällchen formen und sie mit einer Schicht Anko umhüllen. Dazu erst ein Reisbällchen formen und beiseitelegen.
7. In der Handfläche eine Schicht Anko ausstreichen und das Reisbällchen in deren Mitte platzieren. Mit dem Schließen der Hand, ummantelt das Anko das Reisbällchen.
8. Die ummantelten Reisbällchen abschließend in den gezuckerten Walnüssen oder dem Sojamehl wälzen.

Kastaniengelee

Zutaten:

- 1 Glas Maronen in Sirup
- 470ml Wasser
- 200g Zucker
- 50g Azukibohnenpaste
- 10g Agar-Agar-Pulver

1. Die Maronen abtropfen lassen und grob hacken.
2. Das Wasser in einem Topf mit dem Agar-Agar vermischen und aufkochen lassen.
3. Anschließend den Zucker hinzugeben und rühren, bis er sich aufgelöst hat.
4. Die Maronen und die Adzukibohnenpaste hinzugeben und alles gründlich vermischen.
5. Die Mischung in eine rechteckige Schale abfüllen und etwas abkühlen lassen.
6. Anschließend 2 Stunden lang abgedeckt im Kühlschrank ruhen lassen, bis die Flüssigkeit geliert.
7. Aus dem Kastaniengelee schneidet man traditionellerweise rechteckige Stücke, die als Dessert in die Bentobox gepackt werden.

Zubereitungszeit:
10 Minuten
Plus Kühlzeit
10 Portionen
vegan

Haftungsausschluss

Dieses Buch enthält Meinungen und Ideen des Autors und hat die Absicht, Menschen hilfreiches und informatives Wissen zu vermitteln. Die enthaltenen Strategien passen möglicherweise nicht zu jedem Leser, und es gibt keine Garantie dafür, dass sie auch wirklich bei jedem funktionieren. Die Benutzung dieses Buches und die Umsetzung der darin enthaltenen Informationen erfolgt ausdrücklich auf eigenes Risiko. Haftungsansprüche gegen den Autor für Schäden materieller oder ideeller Art, die durch die Nutzung oder Nichtnutzung der Informationen bzw. durch die Nutzung fehlerhafter und/oder unvollständiger Informationen verursacht wurden, sind ausdrücklich ausgeschlossen. Das Werk, inklusive aller Inhalte, gewährt keine Garantie oder Gewähr für Aktualität, Korrektheit, Vollständigkeit und Qualität der bereitgestellten Informationen. Druckfehler und Fehlinformationen können nicht vollständig ausgeschlossen werden.

Impressum

Misa Matsumoto wird vertreten durch:

Janis Volle
Friedenstraße 6A
Keltern, Deutschland

Kontakt:
Telefon: +49 176 76864488
E-Mail: Janis.Volle@gmail.com

Printed in Poland
by Amazon Fulfillment
Poland Sp. z o.o., Wrocław

65470805R00067